1分間ビジョン・トレーニング

子どもの目は すぐ よくなる

近視・遠視・乱視・弱視・斜視…遊び感覚で視力アップ！

ビジョンサロン所長
中川和宏

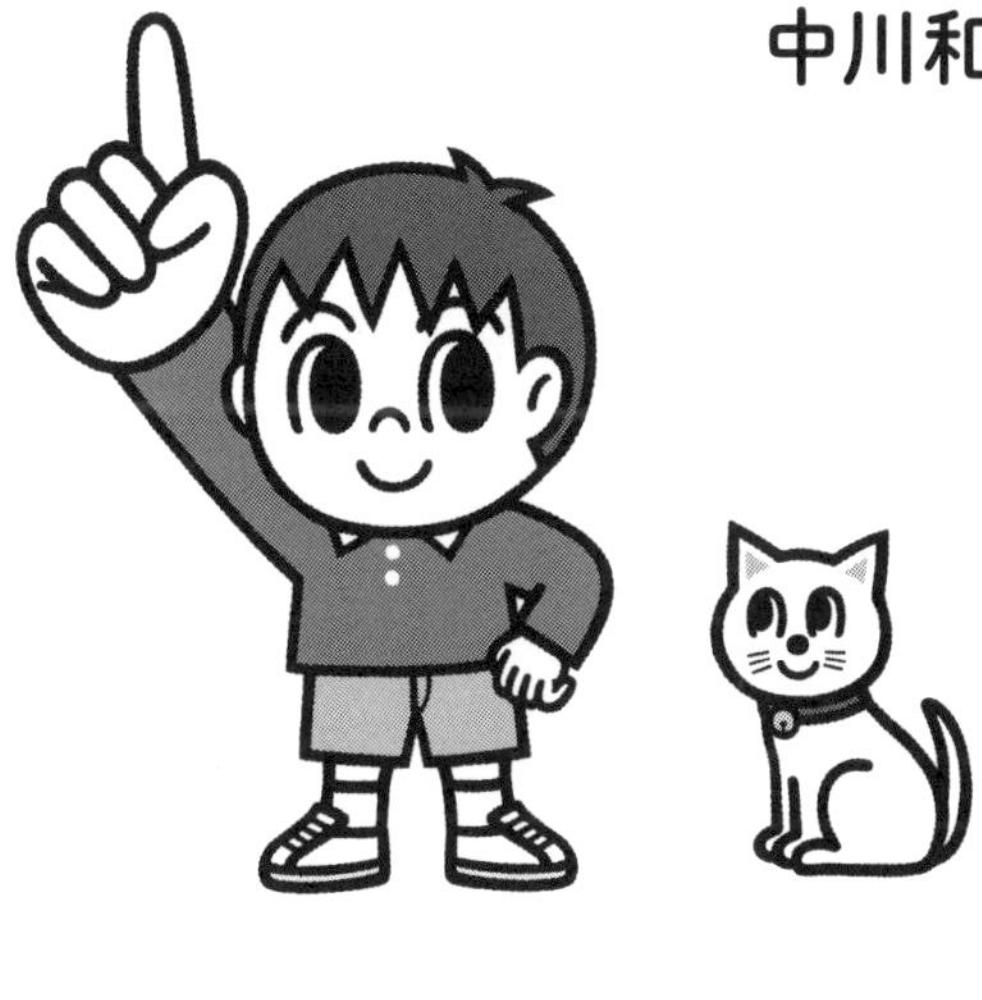

青春出版社

子どもの視力は1分でよくなる！

私が指導している視力回復センター「ビジョンサロン」には、毎日、全国からさまざまな目のトラブルを抱える親子が相談やトレーニングに来られます。

ここで紹介するのは、**子どもの近視・遠視・乱視・斜視・弱視回復の実話エピソード**です。最近の子どもの視力低下の現状を知っていただくために掲載しました。

眼科でよくならなかった視力も、親があきらめなければトレーニングで奇跡のように回復するという事実はもちろんですが、

「文章を読むとき、字や行を読み飛ばしたり、読んでいるところがわからなくなるのは、

子どもの注意力ではなくて、目のせいだったのか」

「よくものにぶつかったり転んだりする原因は、運動神経ではなく目にあったんだ」

「うちの子がやる気がなくて落ち着きがないのは、遠視が原因だったの？」

など、目からウロコの発見があるはずです。

ケース1 「近視」が文字の誤読の原因だった

私のところで近視回復トレーニングをしている男性から相談を受けました。

「先生、娘の目が少し悪くなったので見てください」

9歳の娘さんが、ピアノの楽譜を読み間違えるので、あれっ⁉ と思ったそうです。

初回カウンセリングで1分間トレーニング（本書でも紹介している「オープニング・クロージング」等）をすると、その場で視力1・2にアップ！

横で見ていたお父さんもびっくりです。ただ、いったん視力が上がっても、その視力を維持しないと意味がないことは、強い近視を少しでもよくしようと頑張っているお父さんにもわかっています。

「お父さんといっしょに（視力回復トレーニングを）がんばろうね」

と私が声をかけると、娘さんは素直に「うん」とうなずいてくれました。

幸い、軽い近視の段階で〝早期発見・早期対処〟し、〝親子でがんばる〟を実行してくれたおかげで、娘さんの視力は短期間で回復し、両目とも0・8の視力が2・0に回復しました。

本人いわく、「2・0が見えちゃった」

「トレーニング前は、ピアノの楽譜の指使いの文字を誤読していましたが、最近では、極めて正確に読めるようになりました」

とお父さん。

習っていたピアノの楽譜がよく見えるようになり、ピアノが格段に上達したそうです。

このお嬢さんの例のように、**近視になると、目の追跡能力（視点移動）が低下します。**

「本を読むとき、指で字を追ったり、頭を動かして文字を追う」

「どこを見ているのかわからなくなったり、隣の行を読むことがある」

こんなふうに読み飛ばしや読み間違いが起こってしまうのです。


近視といえば最近は、お子さんの3歳児検診や就学前検診でおこなわれる視力検査をきっかけに眼科へ行き、「仮性近視」と診断され、目薬（ミドリン点眼等）を処方されて相談に来られる方が多いのが現状です。

ミドリン点眼は「調節麻痺《まひ》剤」といって、簡単にいえば、目のピントを調節する筋肉（毛様体筋《もうようたいきん》）をほぐす薬です。

たしかに、今の子どもたちのスマホやゲームの見すぎなどから起こる「毛様体筋のこり」を一時的に取る効果がありますが、すぐ元に戻ってしまいます。根本的な解決にはならないのです。

本書で紹介するのは、手術や薬などの手段に頼らず、自力（自然治癒力と潜在能力）で本当の視力を回復させる方法です。

ケース2 「不同視」のためスポーツが苦手（K・Sさん　8歳）

近年、相談の多数を占めるようになった「片眼視（片目でものを見るくせ）」で、視力が大幅に低下した8歳の女の子のケースです。

トレーニング前の視力は、右目0・06、左目0・4。

このように、右目と左目で視力に差がある状態を「不同視《ふどうし》」といいます。

娘さんが右目だけで絵本を見ていることに気づいたお母さんが眼科を受診したところ、左右に視力差があることがわかったそうです。

みなさんもテレビやスマホなどの画面を見ているときのお子さんの姿勢をチェックしてみてください。

顔をななめにして見ていませんか。あるいは、字を書くとき、姿勢が傾いていませんか。

これが片眼視です。

見ているほうの目が使いすぎによる酷使でどんどん視力が低下します。使わないほうの目は、「廃用性萎縮《いしゅく》」といって使わないために視力が低下していきます。これが同時進行で起こります。

今回のケースでは、眼科でただ見えるだけのメガネを処方され、遠くのものと近くのものを見るといった訓練を受けましたが、一向に改善せずに困っていたそうです。

私はこれまで約40年間で3万人以上の目のカウンセリングをおこなってきましたが、最近のお子さんを見ていて気になるのは、**スマホや携帯ゲーム機など「小さな画面を至近距離で長時間見る」習慣から、片眼視（片目でものを見るくせ）になる子どもが急増している**ことです。

私たちは本来、両目でバランスよく見た像を、脳の中で一つにまとめています。この**「両眼視機能《りょうがんしきのう》」のおかげで、私たちは、遠近感、立体感、距離感などを把握することができる**のです。

したがって、両眼視機能が低下すると、ものの立体感や距離感が把握しにくいため、「よく転んだり、ものや人にぶつかる」「ボール遊びが苦手」といったことが起こります。ものを見ると疲れやすくなったり、文章を読んだり板書を写したりするのに時間がかかったりします。

さらに、目から入った**視覚情報が脳にうまく伝わらないため、実は脳の機能――記憶力・集中力・想像力にまで悪影響を与えてしまうのです。**

スマホやゲームのやりすぎで両眼視機能が低下して不同視になり、近視が進む傾向は男の子に顕著です。最近の例では、ゲームのしすぎで視力が右目0・03、左目0・02まで落ちてしまった13歳の男子が、両目共視力0・8（屈折度数右目マイナス4・00D→マイナス2・75D、左目マイナス7・00D→マイナス3・00D）まで大幅に回復し、間もなくメガネが外せそうです（D＝ディオプター、近視や乱視の度数の単位）。

女の子の近視は本の読みすぎで起こる傾向があります。

この女の子の場合は、右目で近くのものを見すぎるストレス（本来、人間の目は構造上、外敵から身を守るために遠くをキョロキョロ見るようにつくられています。近くを見続けること自体が実はストレスなのです）で、必要以上に近視度数が進行していたようです。

こうした「ストレス性近視」はストレスを取り除けば、すぐよくなります。

「目がよくなってから本を見ようね」

と、絵本を読むのはいったんお休みしてもらい、自然に両目をバランスよく使う訓練になる「1分間ビジョン・トレーニング」をお母さんも一緒にしていただきました。

お子さんの視力回復に親御さんの協力は欠かせません。お子さんが一人で「見るのをガマンする」「トレーニングする」なんて、できっこないからです。

この**お子さんの視力回復は、お母さんの勝利です。**

視力は、右目0・06↓1・2、左目0・4↓0・8。**近視＋乱視の屈折度数も改善**し、右目マイナス11・75D↓0・75D、左目マイナス1・25D↓マイナス1・25Dになりました。

通常、0・1以下の視力が1・0以上に上がることはありえません。驚異的な視力回復にお医者さんも驚いた例です。

ケース3 治らないと言われた「遠視・斜視・弱視」からの脱出（S・Eさん 6歳）

「この子の目はよくなりますか？」

「このまま、よく見えない人生を送らなくてはいけないのでしょうか」

お母さんは私のところに藁《わら》にもすがる気持ちでお越しになり、相談も質問攻めでした。

無理もありません。このお子さんが子ども専門の眼科に行ったのが4歳のとき。

遠視・斜視・弱視で、視力0・03（測定不能）。「眼球の位置がズレている」と言われ、約1年間、メガネとアイパッチによる治療が始まりましたが、視力はまったくよくならなかったのです。

ところが、いつものように初回カウンセリングでクロージング・オープニング等の1分間トレーニングをしたところ、その場で矯正視力0・1から0・3まで上がったのです！

弱視とは、メガネで矯正しても視力が出ない（0・3以下）目の状態をいいます。目のスクリーンである網膜の解像度が低いため、レンズで焦点を合わせても視力が上がらないわけです。それが0・3まで上がったのですから、弱視脱出の光が見えてきました。

私は心の中で「やったあ」と叫んでいました。眼科ではあきらめられていたこの子の視力が、トレーニングをすれば必ず上がることを確信したからです。

これまで「弱視は治らない」「ずっとメガネをかけ続けることになる」と言われてショックを受けていたお母さんは、本当に信じられないご様子でした。

そして、「親子〝弱視脱出〟共同作戦」で毎日欠かさずトレーニングを続けた結果、なんと**裸眼の視力で、右目1・2、左目0・5まで向上しました。**それればかりか、**なかなか正常な位置に戻らなかった眼位のズレも正常に戻った**のです。

今までの経験と実績からいえば、8歳くらいまでに対策すれば、約9割の弱視は改善します。視力が発達していないために、勉強もスポーツもできないと、あきらめることはないのです。

私のところには、**子どものときの弱視を回復して夢を叶え、現在、女優やスポーツ選手として活躍している人がたくさんいます。**

ちなみに、眼科でおこなわれる弱視のアイパッチ治療とは、左右の目に視力差がある場合に、視力のいいほうの目をアイパッチで隠して、視力が低いほうの目を強制的に使うようにするものです。

しかし、**アイパッチで片目を遮閉《しゃへい》して片眼視にするということは、**先ほど述べた**大切な「両眼視機能」の発達を阻害することになります。**

私たちは、視力の低いほうの目を多めにトレーニングすることで視力差をなくしていき、視力と視機能を育てていきます。

また、子どもの遠視はとても多いのですが、強度の遠視は対策をしないでいると、弱視や斜視になる可能性があります。

ＬＤ（学習障害）やＡＤＨＤ（注意欠陥多動症）を疑われるのも、遠視の目に多いのは事実です。

「お勉強やスポーツはできますか？」と親御さんにたずねると、「いいえ、苦手なんです。いつもちょろちょろして落ち着きがなくて先生にもよく叱られます」という答え。

それもそのはず。**左右の網膜に映った像を脳の中で一つにまとめる働き（融像視《ゆうぞうし》）をチェックすると、50％以下。**

簡単にいえば、見た情報の半分以下しか脳に伝わっていないからです。記憶力はもちろん、近くを見ると疲れやすいため集中力も続かないわけです。

逆にいえば、本書の１分間ビジョン・トレーニングで対策すれば、記憶力・集中力は必ずよくなります。勉強・スポーツも得意になって、将来、お子さんに感謝されること間違いなしです。

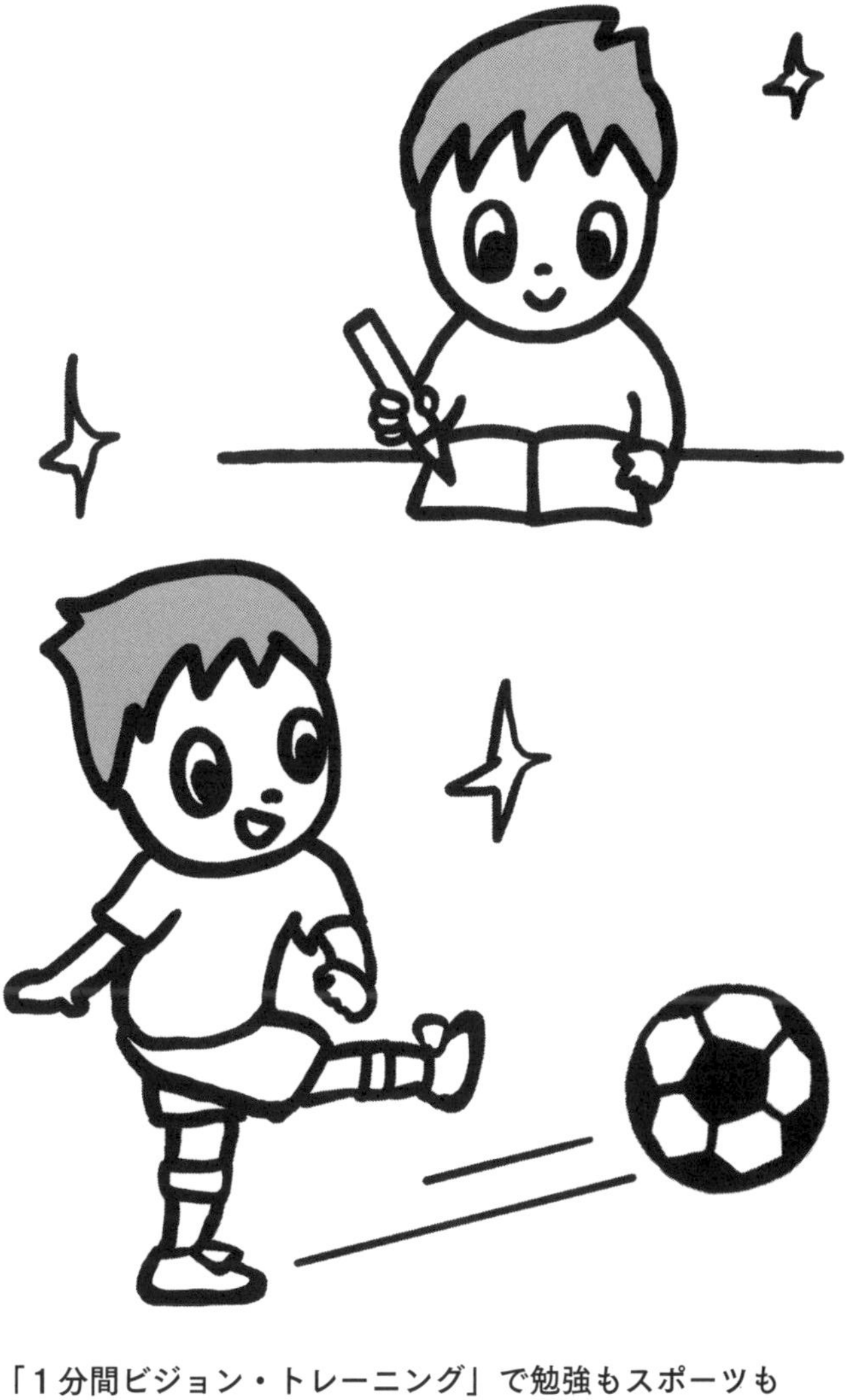

「１分間ビジョン・トレーニング」で勉強もスポーツも
得意になる！

以上のように、本書の視力回復トレーニングの効果は、単に視力をアップするだけにとどまりません。

目と脳はつながっていて、目から脳を活性化するトレーニングですから、視力と一緒に、学力や運動能力まで上がったという驚きと感謝の報告が続々と寄せられています。

また、本書では、一つのトレーニングがどれも1分以内でできるもの、お子さんが遊びやゲーム感覚で楽しくできる方法を厳選して紹介しました。

ぜひ親子で取り組んでいただき、「親子一緒に目がよくなる」を実感していただければ幸いです。

ビジョンサロン所長　中川和宏

目次

1分間ビジョン・トレーニング
子どもの目はすぐよくなる

第1章 目と脳の関係に注目！視力回復の新常識

第2章 近視・遠視・乱視・弱視・斜視に即効！「1分間ビジョン・トレーニング」

第3章 気になる視力回復のウソ・ホント

第4章 スマホ・ゲーム世代の目と脳を守るヒント

付録

カバーイラスト　Koggy Channnel
本文イラスト　天明幸子
本文図版デザイン・ＤＴＰ　リクリデザインワークス

第1章

目と脳の関係に注目！
視力回復の新常識

世界的な子どもの〝近視ブーム〟

今、世界中で子どもたちの視力低下が社会問題として取り上げられています。

２０１５年、世界的に有名な科学雑誌「Nature《ネイチャー》」が、

２０５０年年までに「世界人口１００億人　近視人口50億人　失明者10億人」

という見出しの記事を発表しました。

とくに、東アジアの子どもたちの近視率は80％！　強い近視は失明する危険性があることから、シンガポールや中国・台湾では、国をあげて対策を開始しています。

青少年の近視率が世界一（20歳までの子どもの近視率80％）の中国では、都市に住む人の失明原因1位が近視です。

この深刻な危機的状況を打開するために約20億円をつぎ込み、研究拠点を５つ設けて研究に取り組んでいるのです。

そういえば、中国の人に聞くと、以前から授業の合間に「中国式・目の体操」をしているといいます。

日本ではどうでしょうか。なんと1950年くらいから一気に近視が加速し、約60年で4倍になっています。

最近の学校保健統計調査では、小学生の3分の1、中学生の2分の1、高校生の3分の2以上が裸眼視力1・0未満となっており、視力は年々低下し続けています。

その背景に、熾烈な受験競争のほか、情報社会到来によるスマホやタブレット端末、ゲームなどに囲まれたデジタル環境の2つがあるでしょう。

また、日本はこれから学校教育にICT（情報通信技術）授業が導入されるので、トリプルで子どもの近視の強度化が加速するものと考えられます。

実際、私が住んでいるシンガポールでは、日本より20年も前からICT授業を導入しており、分厚いメガネをかけた子どもたちをたくさん目にします。

こうした状況にもかかわらず、国が何もしないのは日本だけ！　親が対策する以外に手がありません。

昔の近視と今の近視ではこんなに違う

私がビジョンサロンを開設した約40年前は、ほんの軽い近視が多く、短期間のトレーニングで視力は1・0以上に戻りました。

ところが最近では、視力0・1以下（近視度数マイナス3D以上の中等度近視以上）の割合が63％を占めるようになりました。

スマホの動画やゲームを一日に数時間見るなど「視環境」が劣悪で、「スマホ老眼」といって、子どもなのに老眼のように近くのものにピントが合わせにくくなる症状が生じています。

驚くことに、10代から強度近視の合併症で緑内障《りょくないしょう》を併発している子どもも珍しくありません。

昔なら60代以上で発生していた緑内障が、近視の急速な進行で低年齢化しているのです。


今の子どもたちは、朝から晩までデジタル機器を使用しています。毎晩遅くまでテレビやＤＶＤ、スマホに携帯ゲーム、パソコン、タブレット端末……。

こうした**デジタル機器の液晶画面を長時間じっと食い入るように見続けることによって生じる新型近視を、私は「デジタル近視」と名づけました。**

スマホやタブレット、携帯ゲーム機などで遊ぶことは、発光体（人工光の直接光）を至近距離で見ることになります。

昔は「見る」というと、本を読むにしろ、雑誌を見るにしろ、主に太陽光や人工光に反射されたものを見ることでした。

ところが、発光体を直接見ることは、従来の紙に反射されたものを見るのに比べ、2〜3倍疲れるといわれています。

加えて、小さな画面を至近距離で凝視し続けることによって、ピントを合わせる毛様体筋は長時間緊張し続け、目を動かす外眼筋もこり固まって視力低下を招きます。急速に近視が進行してしまうのです。

子どもの視力低下をメガネに頼り、放置してはいけない理由

近視だけでなく、遠視・乱視・弱視・斜視（遠視は単独ではなく、乱視・弱視・斜視がからむケースがほとんどのため、ひとまとめにしています）も、日本では何の対策も講じていないのが現状です。

子どもの視力低下は、「3歳児検診」や「就学前検診」などで初めて親が気づくケースも多いのですが、小児眼科を受診しても、視力をよくしてはくれません。

日常生活に支障をきたさないように、メガネやコンタクトレンズで見えるように「矯

正」しておしまいです。

「遠視が強いのでメガネをかけてください。視力が発達せず弱視になってしまいますよ」

「弱視でメガネをかけても視力が出ないですね。アイパッチをして弱視になっている目をたくさん使いましょう」

「乱視が強いので、矯正しても視力が出にくいですね」

「眼球の位置がズレていますね。手術しますか」……

こんなふうに、目の症状を診断して現状を分析したり、メガネによる〝矯正治療〟や〝手術〟をおこないますが、〝視力回復〟は専門外。自力で視力を回復させたり、弱視からの脱出を考えたり、少しでも乱視を減らしたり、斜視を元に戻すという発想はないといえます。

これは、日本では眼科がおこなう社会保険診療の中に視力回復が点数化されていないという現実があるからです。

ここで近視・遠視・乱視・弱視・斜視の症状をカンタンに説明しましょう。

目のピント（焦点）をうまく合わせることができず、目に入ってきた光が網膜（画像を映し出すスクリーンに相当する部分）より手前で像を結んでしまうのが近視、網膜の後ろで像を結んでしまうのが遠視、どこにも像を結べないのが乱視です。遺伝や眼球の未発達などが原因で視力が発達せず、ピントを合わせても視力が出ないのが弱視です。

そもそも、視力というと、眼球や眼筋（眼球を動かす筋肉）といった目の問題だと思っていませんか。

でも、実は**視力とは、目と脳の連携作業。「脳の働き」が深く関わっています。**

私たちがものを見るとき、目でとらえた視覚情報を電気信号に変え、視神経を通して脳に送っています。

そして、脳（視覚野）が適切に情報処理して初めて「見える」わけです。

ですから、**目の焦点が合わず、目から脳へピンボケ画像ばかり送られると脳までぼんやりしますし、逆もまたしかりです。**

後述しますが、脳の情報処理能力が低下すると、視力も低下するといえます。

私たちは情報の9割近くを視覚情報から得ているといわれており、最近の研究で、**視力低下が認知機能の低下につながる**ことが明らかになってきました。

つまり、成長期である子どもの頃に視力が低いということは、たんにものが見えづらく、日常生活が不便なだけの問題ではありません。

視力低下は、記憶力・集中力・想像力を司る脳の認知機能にまで大きな影響を及ぼす問題だったのです。

とくに、注意したいのは、**「落ち着きがない」「勉強が嫌い」「手先が不器用」「運動神経が鈍い」「発達障害かもしれない」……と思われているお子さんの多くが、遠視・乱視・弱視・斜視が原因**だということです。

親御さんは、その子の生まれつきの性格だと思い、「ちょろちょろしないの！」「なんでこんなことがわからないの!!」などと叱りがちですが、遠視・乱視・弱視・斜視を疑ってみてください。

4歳くらいから小学校に入学するまで（6〜7歳）に発見し、対策してほしいと思います。

目のピントを合わせ、両目でバランスよく見ることは、脳で考えをまとめて記憶・集中・想像する基本です。

この目と脳の発達が6〜7歳頃までに完成されるからです。

スマホ・携帯ゲーム機で「両眼視」できない子どもたちが増えている

「はじめに」でもふれましたが、最近の子どもの視力の相談で一番気になるのは、**片目でものを見るくせがある子どもが急増しているということです。**

片目でしかものを見ていないために、左右の視力に差があります。

とりわけ心配なのは、左右の視力差が大きくなり、目と脳のバランスが崩れているケース。

スマホや携帯ゲーム機を長時間使用している子どもに顕著に表れています。

スマホや携帯ゲーム機と従来のデジタル機器（テレビやパソコン）との違いは何でしょうか。

画面が小さいことと、至近距離（10～20㎝）で見ることではないでしょうか。

近くの画面を見るためには、両目を内側に寄せてピントを合わせる必要がありますが、ずっと両目を内側に寄せ続けるのはしんどい。その結果、片目で見るくせがついてしまったのです。

気をつけの姿勢をとり続けると、やがて足が疲れ果てて、片足を軸に「休めの姿勢」をとるのと同じです。


視力は次のような経過をたどります。

よい視力の目ばかりを使い、よいほうの目の視力がどんどん低下します。

悪いほうの目は使わなくなり、廃用性萎縮（使わないがために、ますます萎縮が進むこと）を起こし視力が低下する。

この悪循環で両目ともに視力低下します（近視・遠視・乱視・弱視・斜視すべての目に共通します）。


視力が低下するだけではありません。

前述したように、**片目でものを見るくせで「両眼視機能」（両目で見た視覚情報を脳で一つにまとめる働き）という大切な視機能が低下してしまいます。**

両眼視がうまくできないと、脳の中で立体感や距離感、遠近感などを感じることができません。

疲れ目・頭痛・肩こり・めまい・ふらつき・転びやすい・まっすぐ歩けない……といったことも起こりやすくなります。

目と脳に負担をかけないスマホやタブレット、携帯ゲーム機等の使い方については第4章で紹介しますので、ぜひ対策しましょう。

目のダメージだけでなく脳へのダメージに注意

そのほか、スマホやタブレット、携帯ゲーム機などの弊害というと、「ああ、ブルーライトが目に悪いんでしょ」と思われるかもしれません。

たしかに、ブルーライトの問題はありますが、ここでお伝えしたいのは子どもたちの脳機能へのダメージです。

先に、見ることは目と脳の共同作業（連携プレー）であり、脳の情報処理能力が低下すれば、視力は低下するというお話をしました。

スマホやタブレットで動画やゲームを見続けた場合、目から脳に飛び込んでくる情報量は、通常の読書や勉強による情報量の比ではありません。

意識して目に入れていなくても、目に飛び込んでくる情報量は通常の読書の場合の2～3倍あるといわれています。

その情報を処理する脳はたまったものではありません。

目から過剰な情報が雨あられのごとく降り注いできますので、その情報を処理する（＝考える）作業が間に合わなくなります。

しだいに**脳は情報過多で処理しきれなくなり、「考えない脳」になってしまいます。**

たとえばゲーム中なら、情報を処理するのではなく、刺激―反応といった原始的な脳の部分のみを使用し、対応するようになります。

考える脳である前頭葉《ぜんとうよう》を情報が素通りするようになるのです。ごはんを食べすぎると消化不良を起こして下痢をするようなものです。

脳が消化不良を起こすのです。

一般に、視力が低下するのは目を酷使したせいだといわれます。

表の理由はその通りですが、裏の理由は、もうこれ以上、目に情報を入れないでくれ、脳を酷使しないでくれ、という脳が発する警告サインだったのです。

目と脳の酷使は、視神経はもちろん、脳神経や自律神経などの神経にまで影響を与

えます。

自律神経のバランスが崩れると、子どもでも、うつや不眠の症状が起こります。

最近の子どもたちに、うつや不眠症が増えているのも、目と脳の酷使が関係しているのではないでしょうか。

脳から視力回復する「中川メソッド」の秘密

私が40年近く指導して成果を上げてきた視力回復トレーニング・中川メソッドの基本は、「脳から視力回復」です。

キーワードは、「(脳が)見えると思えば(視力が)見える‼」

どういうことか、簡単な実験で検証してみましょう。

あるテレビ番組で実際におこなって、視力の低いゲスト全員の視力をその場で上げた方法です。

まず、本書の巻末にある視力アップ表をコピーするなどして、3m離れた位置に貼り、右目・左目それぞれの視力を測定しておきます。

視力測定の基準は、目は細めないで、はっきりと（上かな？　下かな？　は不可）、時間をかけずに3秒以内に見えるものです。裸眼視力0・5以下の人は、メガネやコンタクトレンズをつけて測ります。

次に、心の中で強く「見える！」と考えて、視力表を見てください。

たとえば、0・5が見えたら、次の0・6、0・7……と、ランドルト環（アルファベットのCのような形）を見ていきます。

はじめは、ぼんやりとしか見えなくてもかまいません。見える限界まで挑戦します。

すると、裸眼視力0・5の人でも、なんと1・0〜1・5がなんとなく見えてきます。

まだ、よちよち歩きの視力ですが、思ってもいないところまで見えるものです。

この差（1・0〜1・5−《マイナス》0・5＝0・5〜1・0）を私は、脳に潜んでいる視力という意味で「潜在視力」と呼んでいます。

これを顕在化して視力を引き上げるのです。


効果を感じにくい人は、静かに目を閉じて、ゆっくり深呼吸をし、リラックスしてからやってみてください。

あるいは、目を閉じているときに、最近の楽しかった出来事など、〝楽しいシーン〟〝幸せなシーン〟を思い浮かべてから、「見える！」と強く思うのです。

いかがですか。

目と脳がつながっていること、つまり、同じ視力が出るはずなのに、脳の働きで視力が上がることがわかるでしょう。


なぜ、こんな不思議な現象が起こるのでしょうか。

子どもでも大人でも、視力が低い人は、「よく見えない」というネガティブなイメージで視力表を見ています。

ところが「見える！」というプラスイメージを脳に送ってから見ると、脳の見ようとする意欲が高まるのです。

また、もともと目はいいのに、小学校に入ってからだんだん視力が低下したという子どもの場合、脳の潜在意識には、前にはっきり見えていたという記憶がしまわれています。

この潜在視力を「見える！」と強く思うことによって呼び覚ますのです。

ちなみに、個人差はありますが、もともと視力が低い子どもの場合も、この潜在視力回復法は有効です。

トップアスリートがイメージトレーニングをして成果を出すことはよく知られていますが、同様に「見える！」というイメージを潜在意識に繰り返し植え付けることによって、潜在意識に視力が回復していくイメージが蓄積され、実際に視力が回復するようになるのです。

もちろん、「視力が上がる」ことと「視力回復」は違います。

この視力アップは一時的なものですが、繰り返すことによって、失った視力は取り戻せます。

視力が上がった体験を脳に記憶させたら、これをきっかけにして、本書の目から脳を鍛えるトレーニングをして固定する。上がった視力を固定し、また上げて固定する。この繰り返しこそが視力回復です。屈折度数（近視や乱視の程度）まで改善していくでしょう。

一般的な日本の眼科では、メガネやコンタクトレンズ、レーシック手術、オルソケラトロジー（視力矯正治療）、目薬などによって視力を上げるという発想。つまり、視力のハードの部分しか見ていませんでした。

ところが、視力のソフト部分、すなわち**脳からもアプローチをすることによって、視力回復の効果は劇的に高まる**わけです。

なぜ、視力と一緒に学力や運動能力まで上がるのか

昨今、問題になっている子どもの学力低下や運動能力低下は、視力低下の影響も大きいと私は考えています。

先に述べたように、視力が落ちると、脳の働きも落ちるからです。

たとえば、こんなことはありませんか?

- 落ち着きがなく、集中力が続かない
- 文章を読むとき、行や文字を読み飛ばしたり、読んでいるところがわからなくなる
- 注意しても、書く文字が曲がったりゆがんだりする
- 黒板の字をノートに写すのが遅い
- 考えるのを面倒くさがる

・ボール遊びや運動が苦手
・よく、ものや人にぶつかったり転んだりする……など。

これらは、視力や目の使い方（視覚機能）に問題があるために起こる症状です。持って生まれた能力や性格ではありません。

次章で紹介する３つの基本トレーニングを毎日おこなうと、

・まず、目の運動が脳を刺激し、脳の意欲（やる気）を高めます。
・視点移動がスムーズになり、読み書きが上手になります。
・両目でバランスよく見ることで、左右の視力差が改善し、ボールやものとの距離感を測りやすくなります。
・両目から入った情報を脳で一つにまとめる「融像力」が発達し、情報を脳にインプットしやすくなるので、情報を正確に把握でき、理解力が高まります。

・**ものに集中してピントを合わせ続けられるようになるので、落ち着きや集中力が身につきます。**
・**目を素早く動かす練習で、脳が情報処理するスピードが上がり、反射神経がよくなるでしょう。**

当然のことながら、勉強や運動が好きになり、成績や運動能力がアップします。

後述するように、私のもとには「メガネやコンタクトがいらなくなった！」という喜びの声はもちろん、「成績が上がった！」「難関校に合格した！」「スポーツ大会で優勝した！」という報告は、枚挙にいとまがありません。

それは、視力や視機能の回復によって、やる気や集中力・記憶力・想像力が向上するからなのです。

親子で一緒に視力回復

「はじめに」で紹介した例からもわかるように、子どもの視力が回復した家庭の共通点は、親子共同作戦。

「親子で一緒にトレーニングに取り組み、親子一緒に目がよくなる」です。

最近の相談は、親子とも視力が低いケースがほとんどで、遺伝因子や視環境（視覚にかかわる環境）の継承が原因だと思われます。

「自分たちは目が悪くて困ったので、子どもだけは何とかしてやりたい」という気持ちはあるのですが、

「私たちはもう年だから、あきらめています」

と言うのです。

お子さんの場合、「一人でトレーニングをやりなさい」と言っても無理です。

子どもだけ視力を回復させる努力をさせようとしても、なかなかうまくいきません。

「お父さんもお母さんも、一緒に視力回復するので、一緒にトレーニングしよう」

こう言えば、お子さんもイヤがらずにやってくれますし、視力回復トレーニングを面倒くさがらず、朝と寝る前に歯磨きをするように毎日するのが家族の習慣になります。

これが約40年の指導でわかった、子どもの視力回復成功のコツなのです。

第2章

近視・遠視・乱視・弱視・斜視に速効！「1分間ビジョン・トレーニング」

「1分間ビジョン・トレーニング」を始めましょう!

1分間ビジョン・トレーニングは、毎日、遊び感覚で楽しく実践していただきたい「目と脳の体操」です。

できれば、家族全員で取り組みましょう。

基本トレーニングは、たった3つです。これに加えて、近視・遠視・乱視・弱視・斜視別のトレーニングを用意しました。

それぞれ1分間ずつおこなってください。

子どものほとんど全員が目の運動不足で目がキョロキョロできなくなっています。

ピントも素早く合わなくなり、ものをぼんやり見ています。

ピントを合わせ、両目をバランスよく使い、目がキョロキョロ動くようにしましょう。

目と脳はつながっていますので、**目の運動が脳を刺激します。**

また、両目で同じところを見て、**両目をバランスよく使うことは、両眼視機能を回復し、脳の融像力（左右の目で見たものを脳の中で一つにし、考えをまとめる働き）を自然に高めることができます。**

ピントを合わせることは、脳に鮮明な画像を送り、物事を認識することにつながります。ぼけた像ばかりを脳に送り込むと、どんなに度の強いメガネやコンタクトをしても視力が出ない弱視に陥る可能性もあります。

顔は正面に向けたまま、広い範囲のものを視覚でとらえることは、**視野を広げるトレーニングにもなります。**

日頃スマホやゲーム機の画面を一点凝視するため、視野が狭い子どもが増えています。

視野が狭くなると、周辺視野情報（まわりから得る情報）が減るので記憶容量が減ることにもつながります。視野を広げることにより、少しの勉強で、たくさん頭の中に入ることにつながるわけです。

大切なのは、繰り返すことです。毎日の繰り返しが目の筋肉のこりをやわらげ、ピントが合いやすく、両目のバランスが整い、かつ、目がキョロキョロ動くようになります。

トレーニングのやり方がひと目でわかるよう、私がみなさんに直接、解説・指導するレッスン動画を作成しました。次のＱＲコードを読み込んでください。

基本トレーニング

https://youtu.be/xy7Y5oAbVpY

タイプ別トレーニング

https://youtu.be/E6lKEW7tBfU

1分間ビジョン・トレーニング

開始！

●近視	基本トレーニング1	基本トレーニング2	基本トレーニング3	近視トレーニング
●遠視	基本トレーニング1	基本トレーニング2	基本トレーニング3	遠視トレーニング
●乱視	基本トレーニング1	基本トレーニング2	基本トレーニング3	乱視トレーニング
●弱視	基本トレーニング1	基本トレーニング2	基本トレーニング3	弱視トレーニング
●斜視	基本トレーニング1	基本トレーニング2	基本トレーニング3	斜視トレーニング

……をおこないます。

基本トレーニング 1

クロージング・オープニング

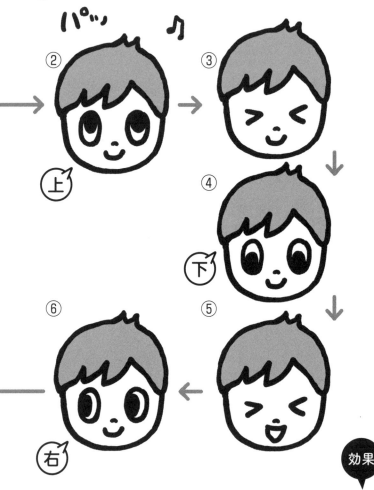

効果

眼球を支え、目をきょろきょろ動かす外眼筋と、ピントを合わせる毛様体筋など、目のまわりの筋肉を総合的に動かすことによって、効果的に眼筋と眼球をマッサージ。血流をよくし、血管、神経も強化します。脳を刺激し、脳にスイッチが入りますので、とくに、朝起きたときや勉強をする前にやると、やる気も湧いてきます。

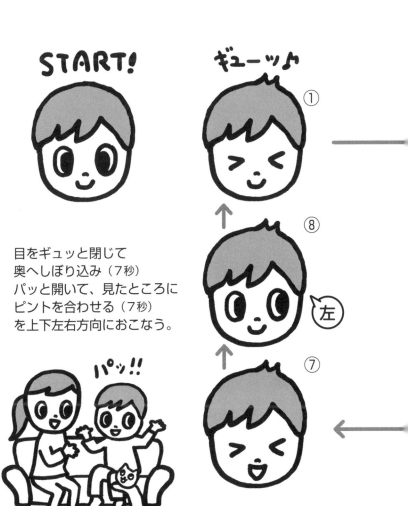

目をギュッと閉じて
奥へしぼり込み（7秒）
パッと開いて、見たところに
ピントを合わせる（7秒）
を上下左右方向におこなう。

①〜⑧を7秒ずつ約1分間おこなう。

基本トレーニング
2

○《まる》△《さんかく》□《しかく》

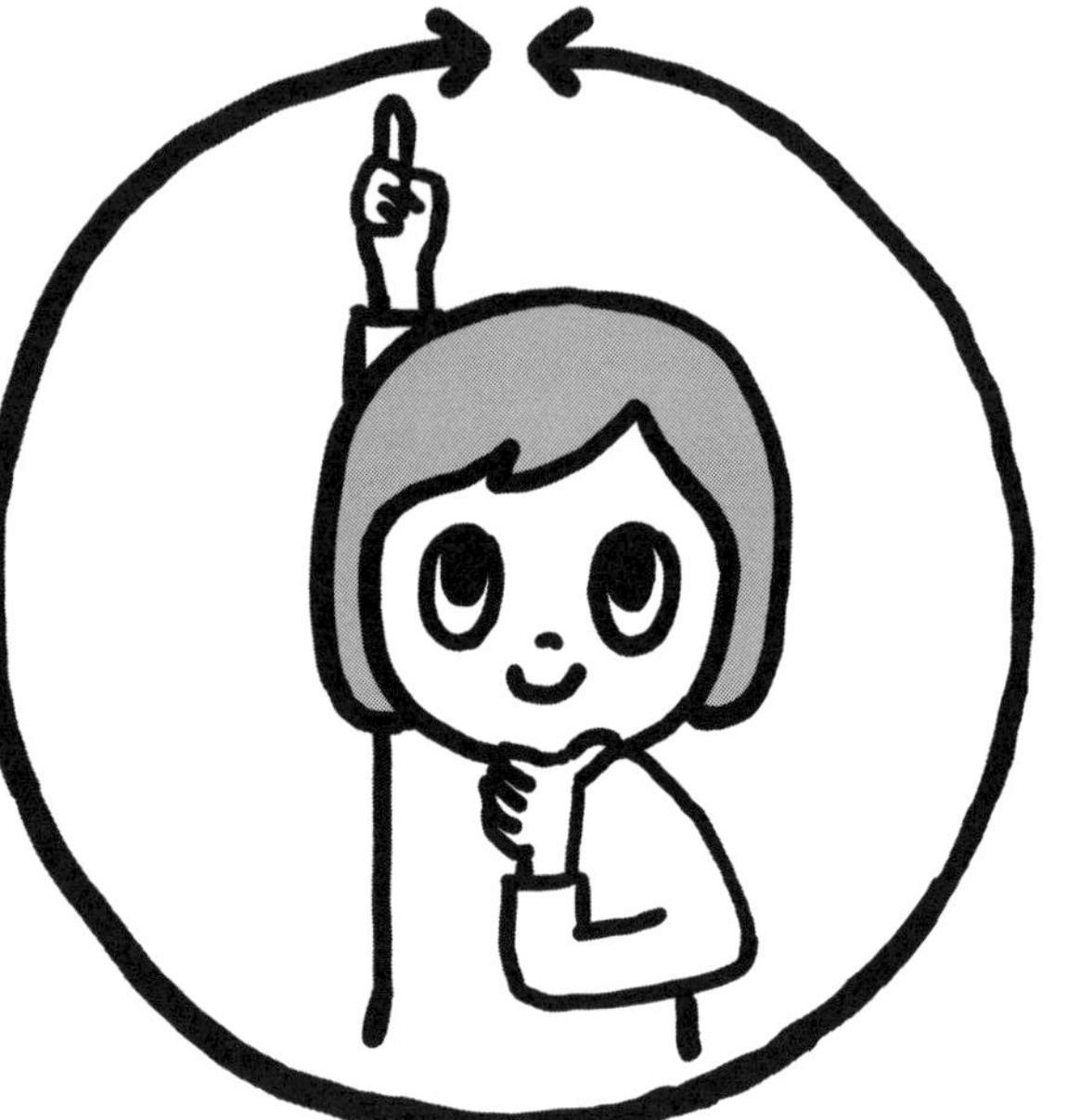

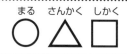

①まるを描く

左手で顔を動かさないようにあごをおさえ、右手をまっすぐ上に伸ばす。右手でゆっくり大きく上から下まで大きな円を描き、指先をしっかり目で追う。下から上は手を替えて、右手であごをおさえ、左手をまっすぐ下に伸ばし、ゆっくり大きく円を描き、指先をしっかり目で追いかける（10 秒）。反対側の手も同様に。（10 秒）

効果

上から下まで視野の限界まで見る範囲を広げます。身の回りにある３つの基本的な形○△□に対する形態認識力を身につけることによって、見たものの形を脳が素早く把握・認識することができるでしょう。

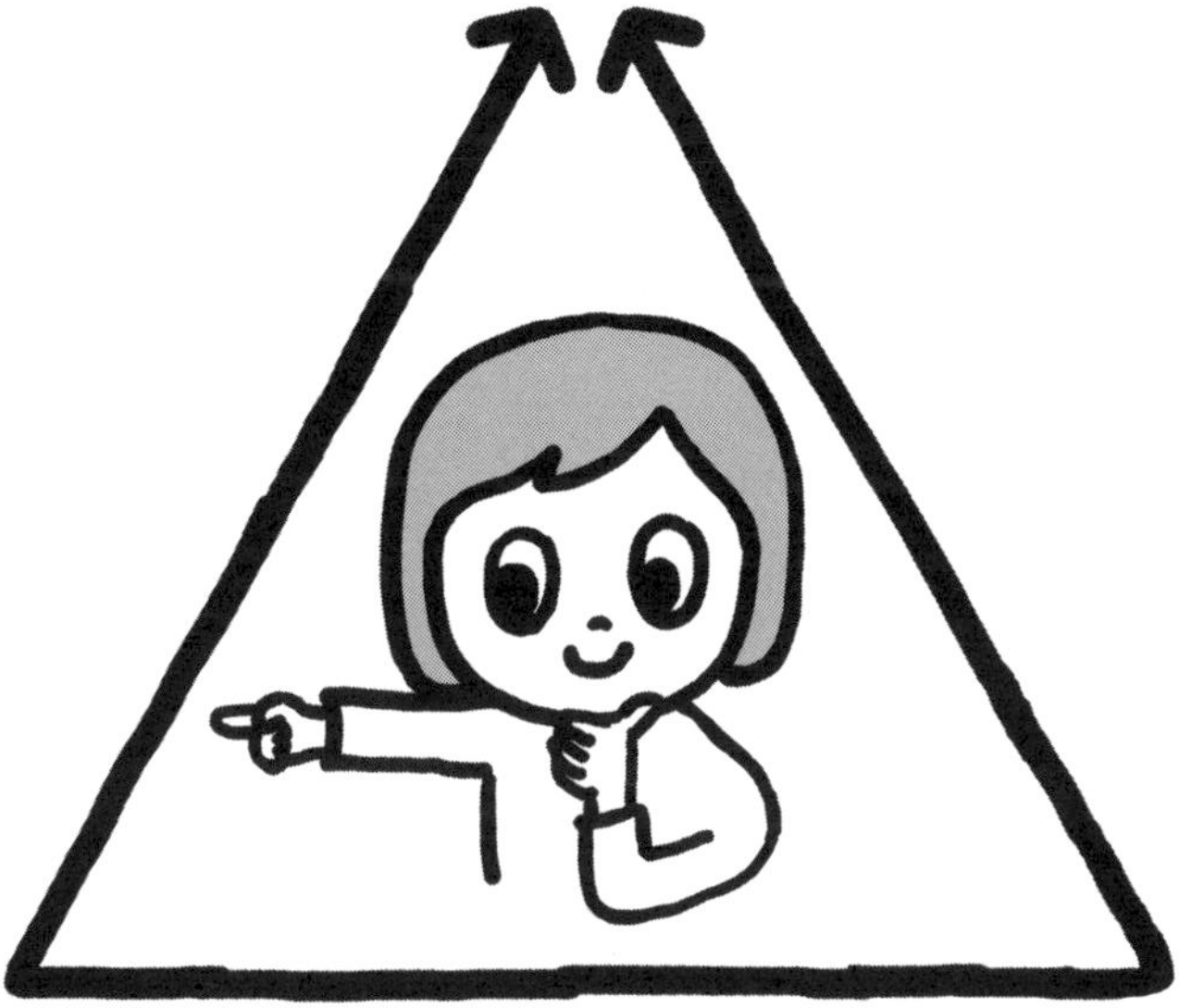

②さんかくを描く（10秒×2回）

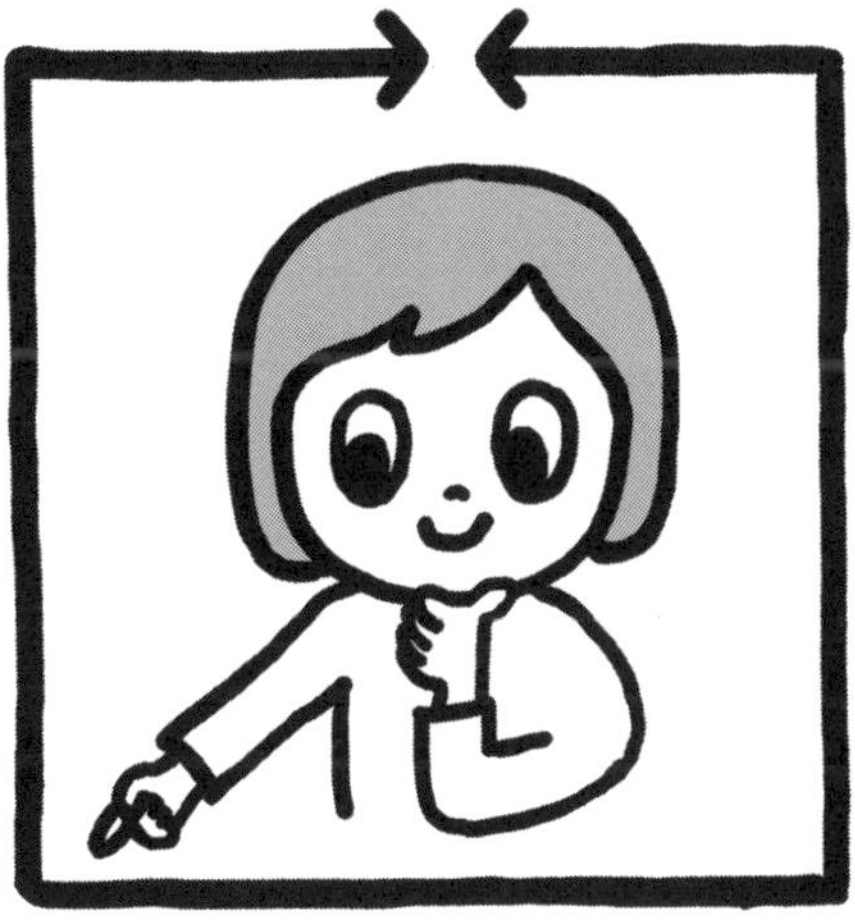

③しかくを描く（10秒×2回）

※慣れてきたら視野の限界まで手を回すこと。

基本トレーニング 3

シフティング（視点移動）

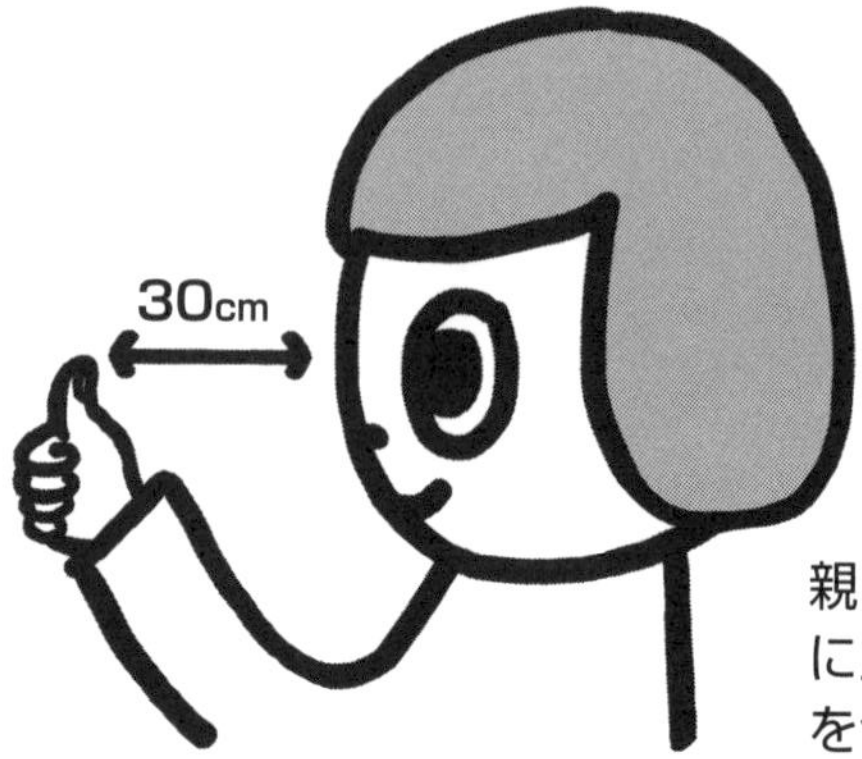

親指を目の前30cmに立て、爪にピントを合わせ、目で追いかける。

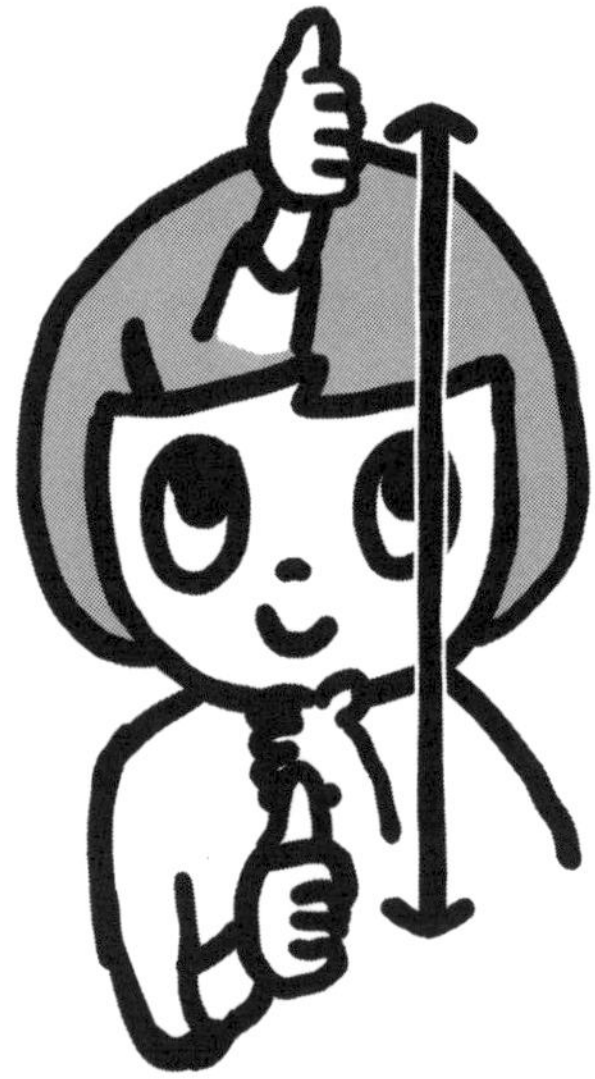

①上下に50cmくらい往復して動かす（15秒）。

効果

視力が低下すると、動体視力（動いているものを見てとらえる能力）が落ち、スピードについていけなくなります。素早く見て素早く反応することで、目と脳の連携を高めるとともに、反射神経を鍛えて運動能力をアップさせます。

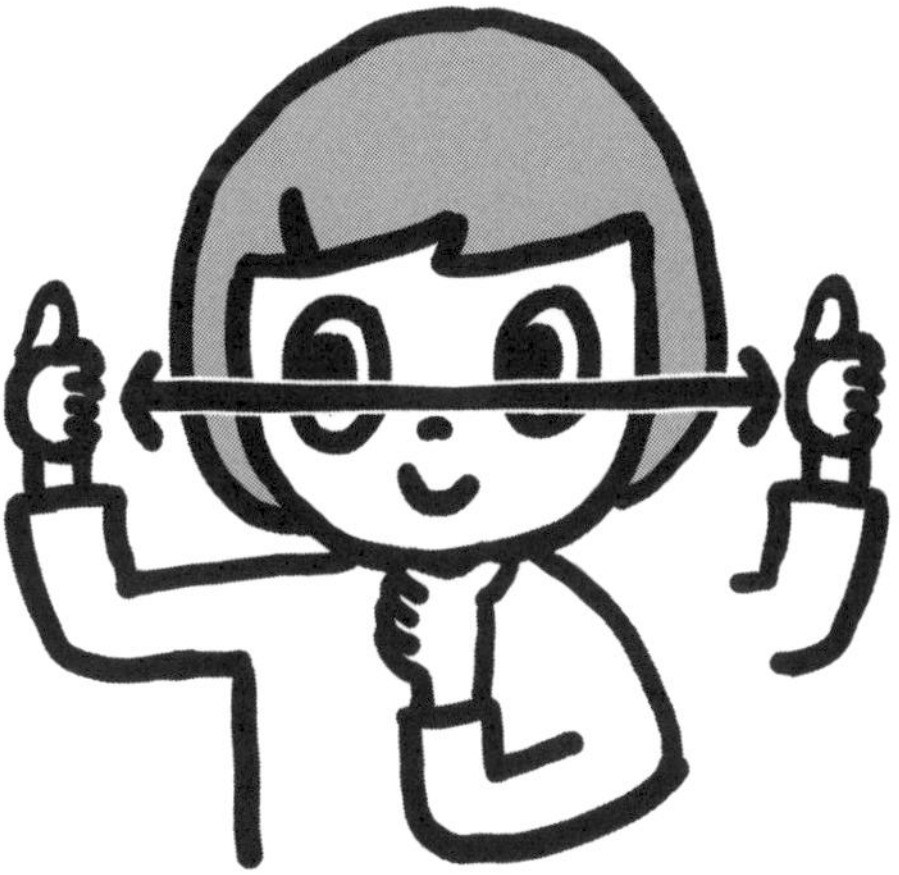

②左右に動かす（15 秒）。

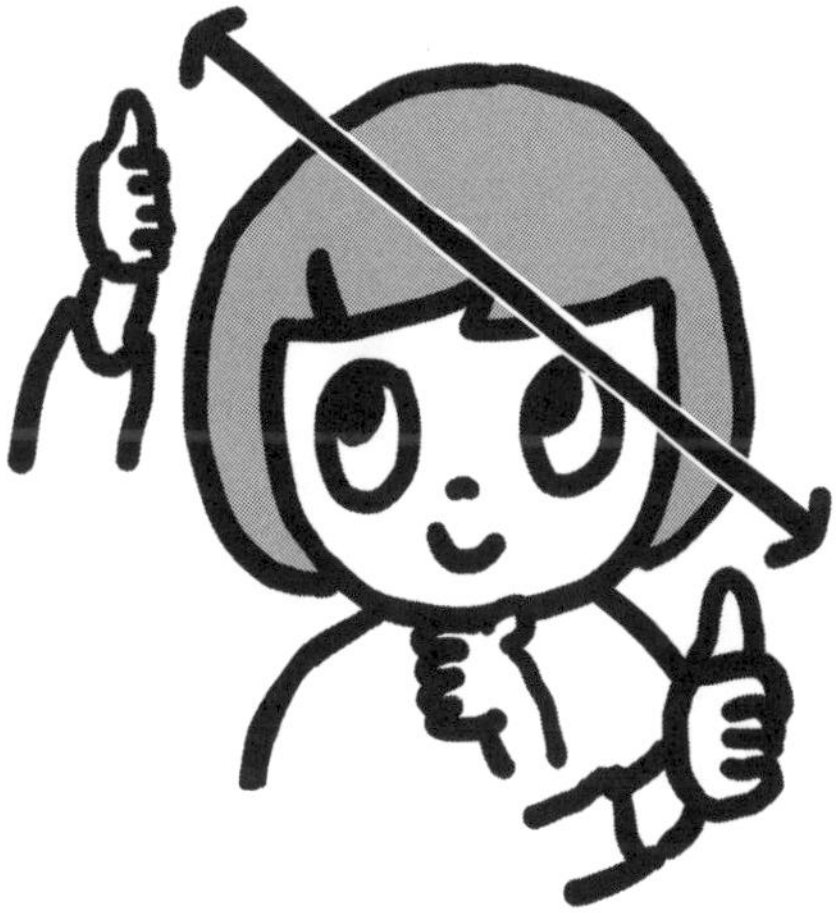

③ななめに動かす。

右上から左下（15 秒）・左上から右下（15 秒）。

近視
トレーニング

まばたき遠近体操

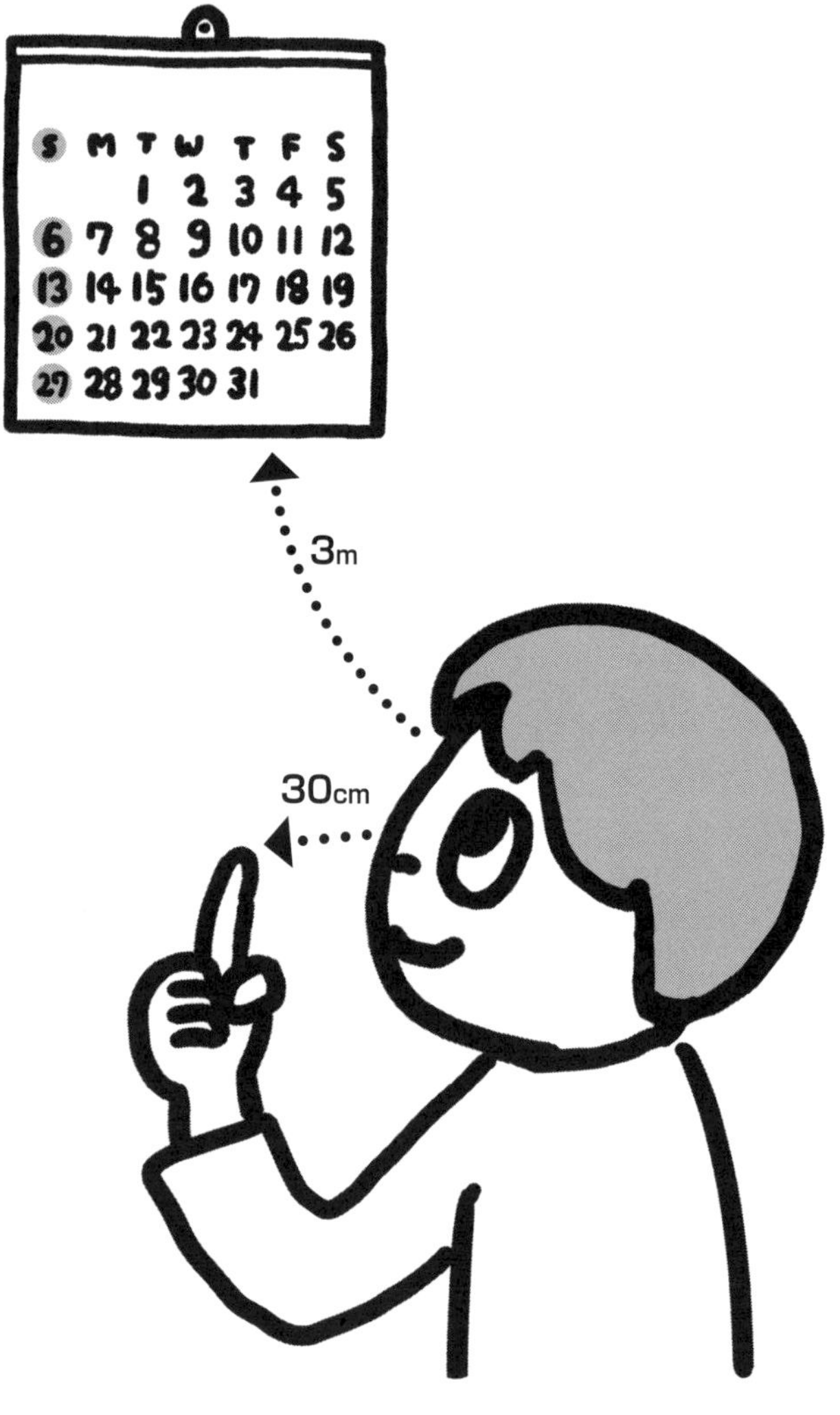

遠くのカレンダーを３秒見て１回まばたき（１秒）、近くの人差し指の指紋を３秒見て１回まばたき（１秒）。これをくり返し、遠くのものと近くのものに交互にピントを合わせる（４秒× 15 回）。

※左右に視力差がある場合は、片目ずつおこない、視力の低いほうを多めにすること。

効果

近視になると、ピントを合わせ続ける焦点維持力が低下するため、ピントを合わせても、まばたきする間にピントがズレてしまいます。これが、目から脳に情報を伝達し続けられるか（集中力・記憶力）どうかの決め手になります。

また、スマホなど「近く」ばかりを見るのではなく、「遠くと近く」を見る正しい目の使い方によって、ピントを調節する毛様体筋をほぐし、調節力の回復が期待できます。

遠視
トレーニング

「め」字ポンピング体操

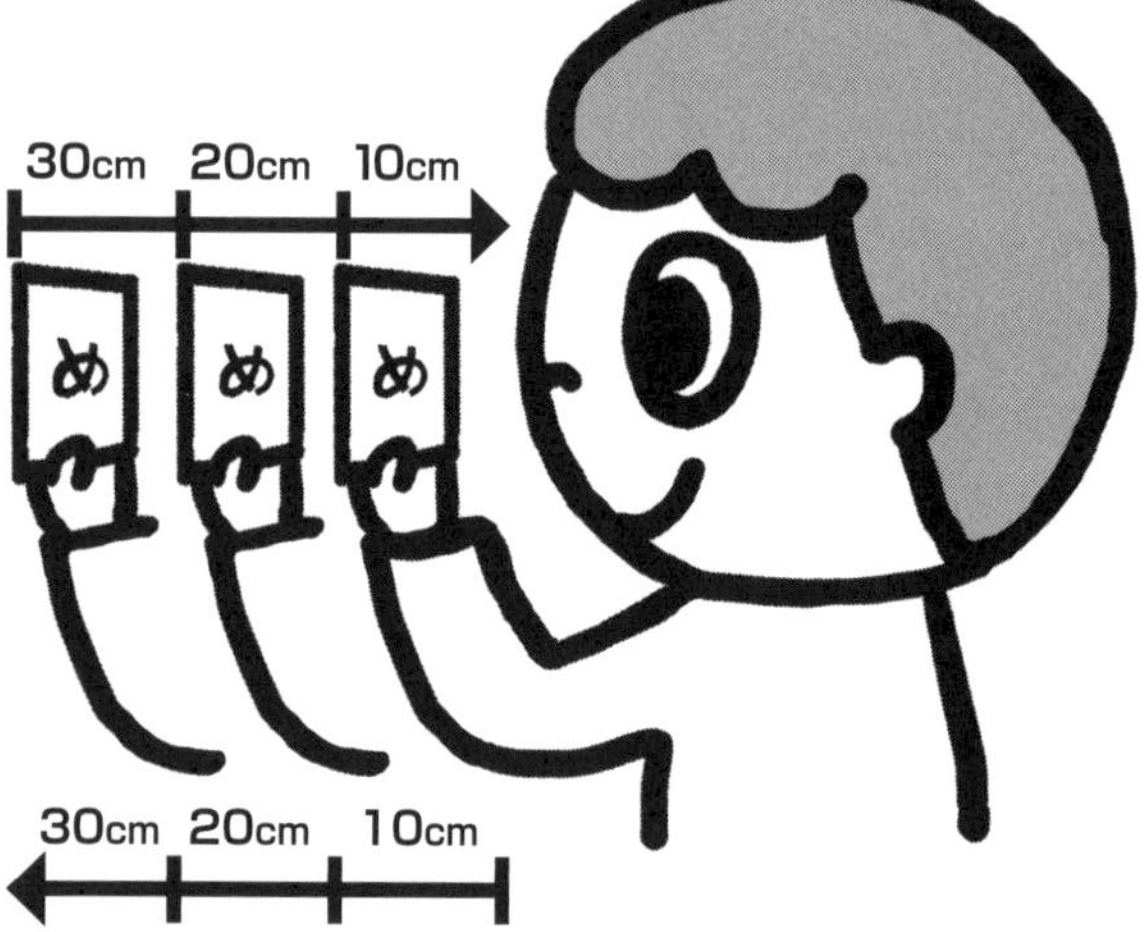

次のページにある「め」字を
①目の前30㎝で3秒見て、まばたき1回（1秒）
②目の前20㎝で3秒見て、まばたき1回（1秒）
③目の前10㎝で3秒見て、まばたき1回（1秒）
④目の前20㎝で3秒見て、まばたき1回（1秒）
⑤目の前30㎝で3秒見て、まばたき1回（1秒）と
徐々に目に近づけたり、離したりを3回繰り返す。

※できるようになったら、「め」字を少しずつ小さくしておこなう。

め

効果

近くを見ると疲れやすい遠視の目が、徐々に近づけることによって近くを見ることに慣れ、目が動くようになります。

右傾き・左傾きシフティング

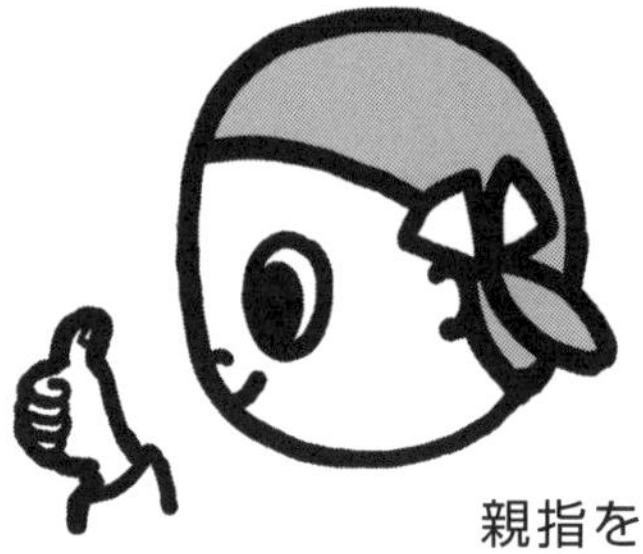

親指を目の前30㎝のところに立て、爪にピントを合わせて目で追いかける。

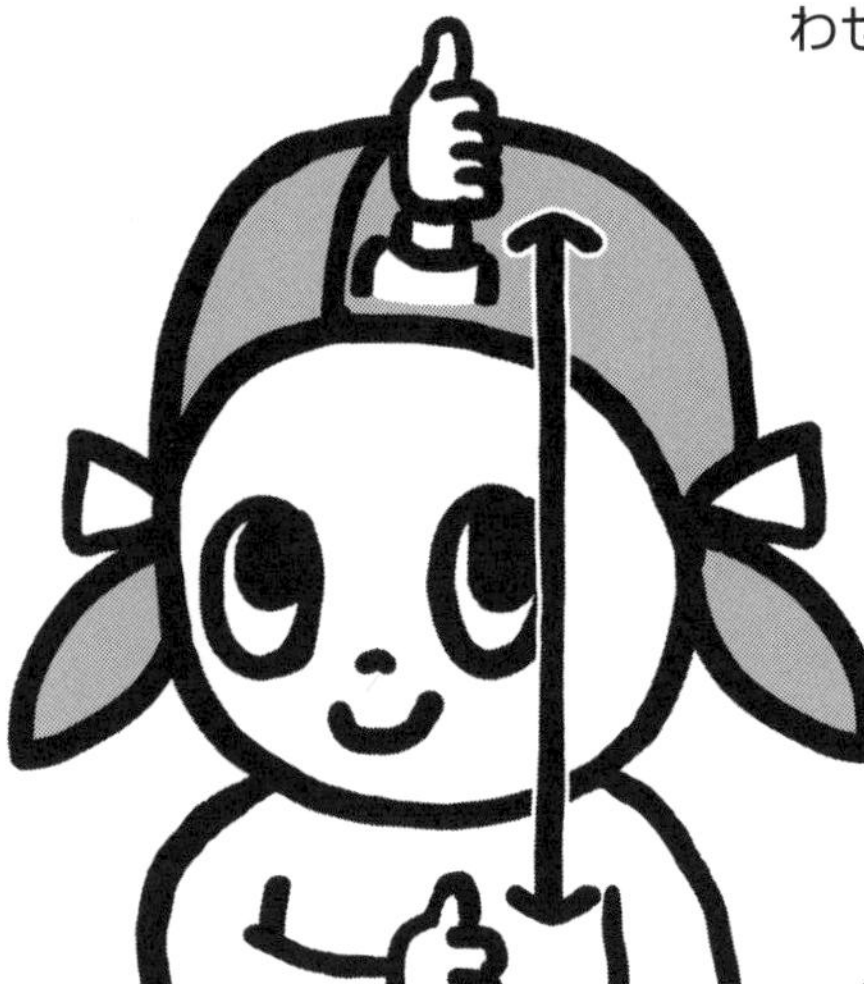

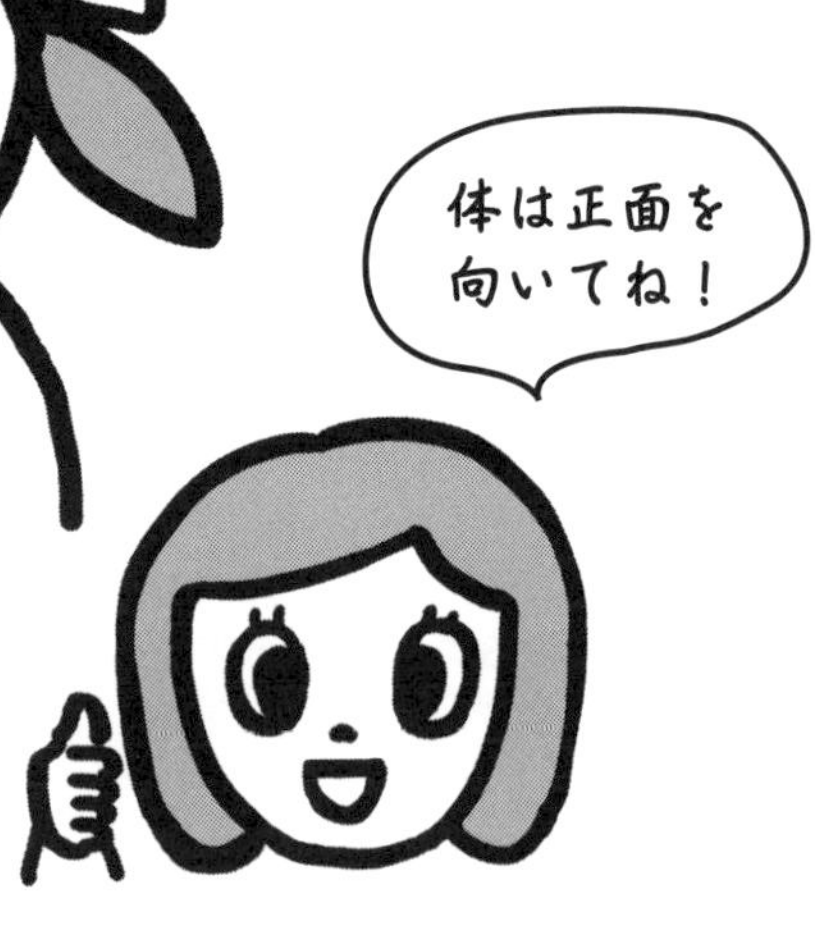

①正面で、親指を上下にゆっくり動かす
（往復20回20秒）。
②首を右30度に傾け、親指を上下にゆっくり動かす
（往復20回20秒）。
③首を左30度に傾け、親指を上下にゆっくり動かす
（往復20回20秒）。

効果

乱視は、目を細めたり姿勢が悪いことで空間認識がズレるものです。そこで、わざとななめに傾け目をシフティング（視線移動）させることで反対の動きを作り、乱視のズレを打ち消します。

弱視
トレーニング

アイバランス遠近体操

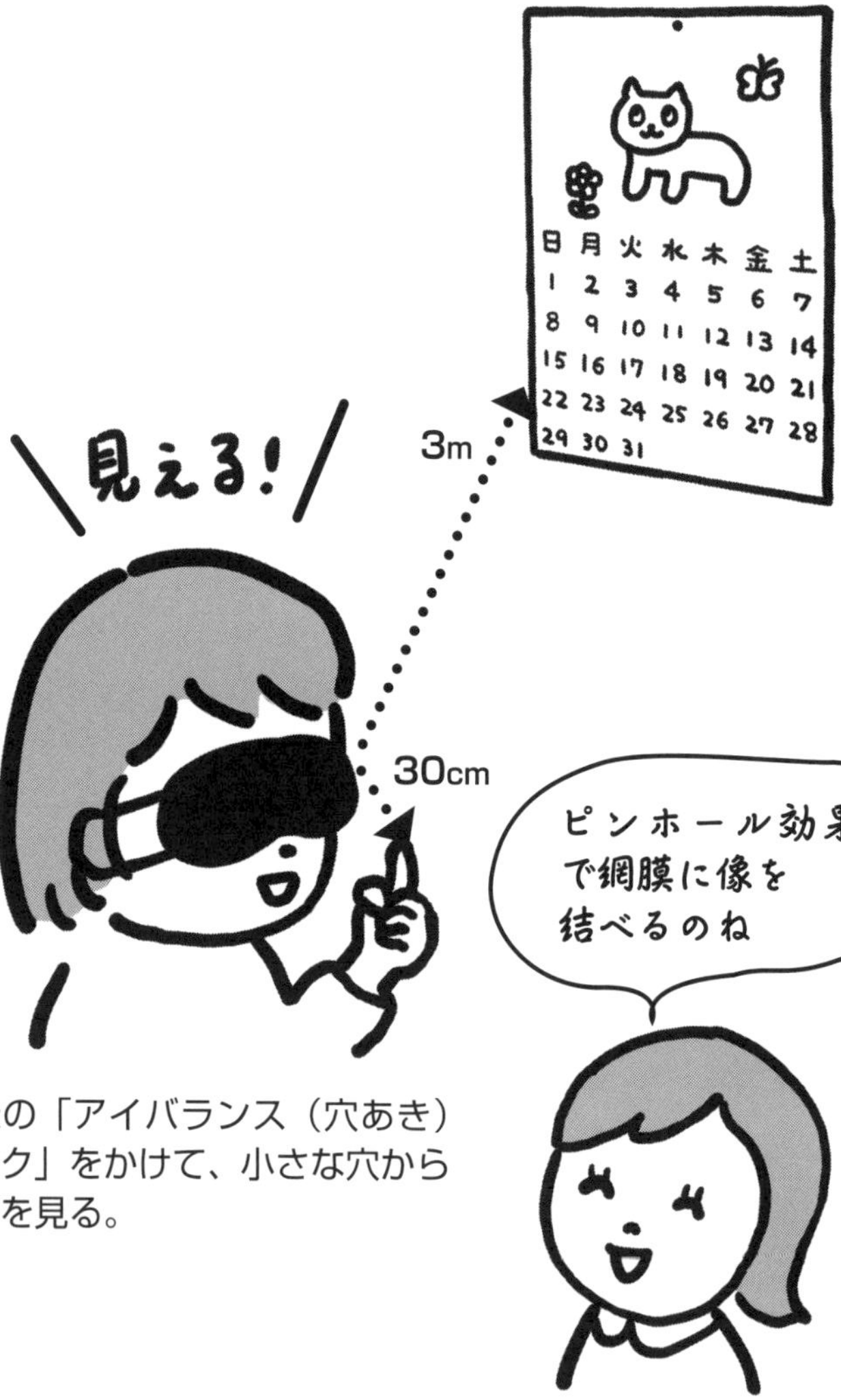

付録の「アイバランス（穴あき）マスク」をかけて、小さな穴からものを見る。

①３m離れた遠くのカレンダーの字に、右目で５秒、
左目で５秒、両目で５秒、ピントを合わせる。
②目の前 30㎝にかまえた人差し指に、右目で５秒、
左目で５秒、両目で５秒、ピントを合わせる。
①（15 秒）、②（15 秒）を交互に2回くり返す（30 秒×２）。

効果

弱視の視力をよみがえらせるために、アイバランスマスクを使って、はっきり見える像を脳に記憶させます。

小さな穴を通すと細い光が直進して網膜に像を結ぶという「ピンホールの原理」を活用して、少しでも網膜に像が結べるようにレッスンします。

斜視
トレーニング

ななめ寄せ目・離し目体操

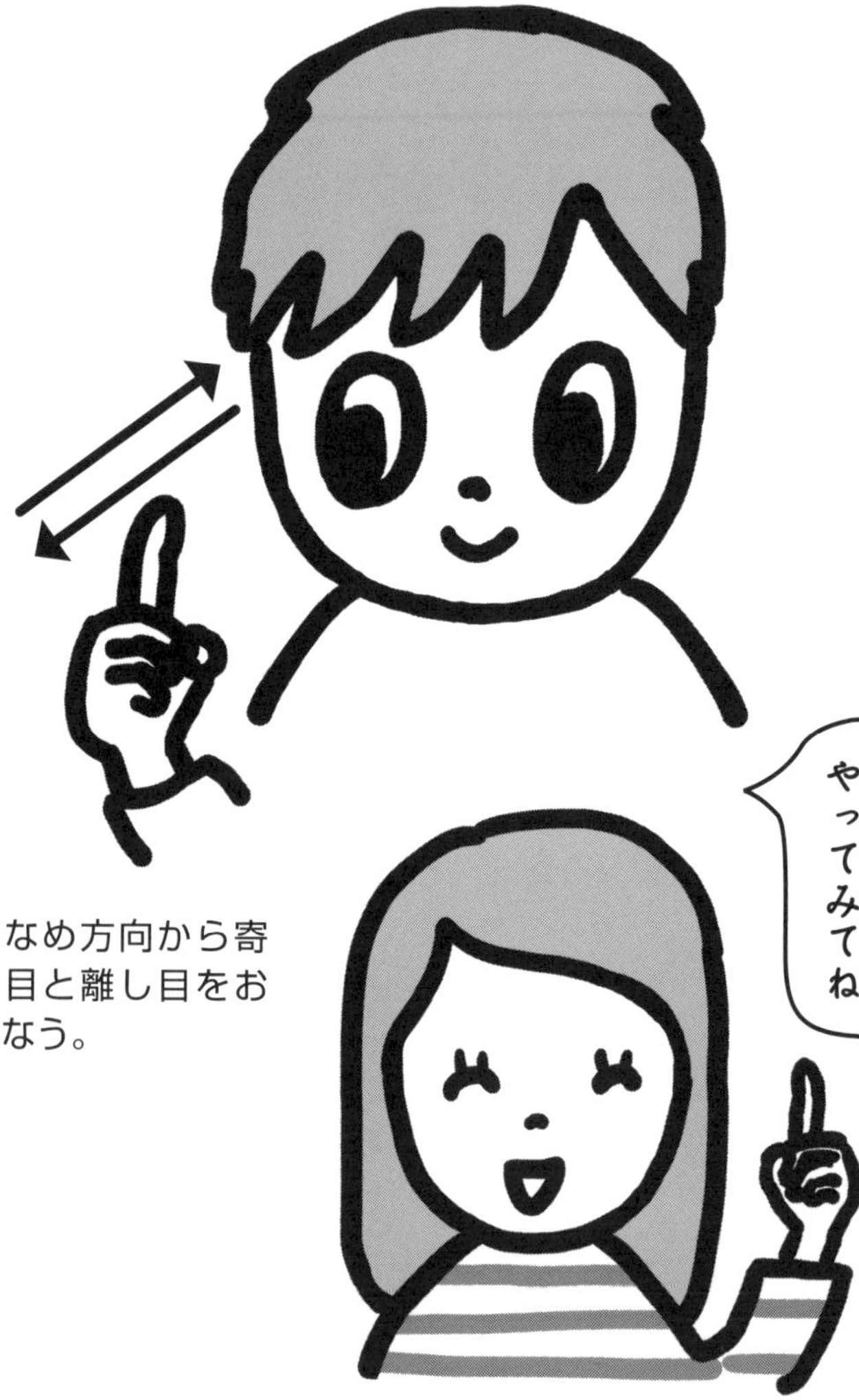

ななめ方向から寄せ目と離し目をおこなう。

顔は正面を向き、右ななめ45度、手前30㎝に右手人差し指をかまえる。
右人差し指の指紋にピントを合わせたまま、指を追いかける。
①息を吸いながら、ゆっくり目の前まで近づける（5秒）。
②息を吐きながら、ゆっくり離していき、元の位置まで戻す（5秒）。
これを3回くり返す（5秒×3往復=30秒）。
反対側も同様に（30秒）。

効果

斜視や斜位などの眼位のズレは、内直筋と外直筋のアンバランスによって生じます。
内斜視・内斜位は、目を内側から外側に動かすほうに意識を集中してください。
外斜視・外斜位は、目を外側から内側に動かすほうに意識を集中してください。
徐々に、目の位置が正常化していきます。

目のタイプ別アドバイス&実証データ

近視

スマホやゲームをやりすぎて近視がどんどん進み、遠くが見えにくいと同時に近くも見えないスマホ老眼（老眼と同じように、近くを見るとピントがぼやける症状）。小さなスマホ画面を見続け、片目でものを見るくせがついています。

「成績や運動は大丈夫ですか？」と質問すると、「やる気がなく、何をやってもダメなんです」という答えが返ってきます。

やる気や自立心に乏しく、勉強やスポーツがうまくいかないのも、近視を回復し、両目のバランスを整えることによって、改善していきます。

この傾向は男の子に顕著で、同じ近視でも女の子の場合は「おりこうさん近視」。本の多読で目を酷使し、眼科で「メガネをかけましょう」と言われ、あわてて駆け込んでいらっしゃいます。

どれくらい今の近視の進行が速いかというと、近視が始まって1年後には1・0〜1・5が0・5に、2年後0・2、3年後0・1、4年後には0・05。つまり、**近視が始まってしまうと、たった3年で0・1以下になるというのが平均的スピード**になっています（詳しくは95ページ参照）。

早期発見と早期対策が大切です。

一般的な近視（軸性近視）は、眼軸長《がんじく》（眼球の前後方向の長さ）が伸びて、眼球がラグビーボールのように変形するのが原因といわれています。

ですから、「訓練しても眼軸の伸びは止められない」「屈折度数は改善しない」というのが常識ですが、私のところでは眼軸長の伸びのストップに役立つトレーニングをし、屈折度数を改善させています。

眼球を支えている外眼筋がこり固まると、眼球を押さえつけて眼軸を伸ばし、近視の強度化を促進します（眼球は水風船のようなもので、押しつぶされると前にたれてきて伸びてしまうからです）。

そのため、基本トレーニングの「クロージング・オープニング」で外眼筋を動かすことは、近視の進行をストップさせるのに有効なのです。

遠視

遠視は、見つけたらすぐに対策する必要があります。しかも、一般の方では何をしたらよいかがわかりませんので、早めにご相談ください。

見ることがしんどく、ジッとしていられないので、本人もどうしてよいかわかりません。

遠視というと、遠くが見えて近くが見えないというイメージがありますが、誤解です。

網膜よりも後ろで焦点を結んでしまうため、実は近くのものにも、遠くのものにもピントが合わせることができないのです。

眼科では、アイパッチ治療やメガネを処方したりしますが、なかなかよくならないのが実情です。対症療法だからです。

近くのものを見ると疲れやすいので、勉強嫌いになります。なかには、LD（学習障害）やADHD（注意欠陥多動症）を疑われている子どももいます。

実は、私も遠視です。

親にはしょっちゅう「ちょろちょろしないの！」と叱られていましたし、勉強嫌いで成績もイマイチ。ところが、中学2年生のときバレーボール部に入り、自然に焦点調節力や両眼視力・眼球コントロール力を鍛えたおかげで、たった半年で成績が一番になったのです（私の経験からも、遠視のお子さんに球技はおすすめです）。

前にも述べたように、性格は目が決める要素が大きいので、目から性格が改善できます。

乱視

乱視は、近視や遠視と組み合わさって起こることがほとんどです。

主な乱視の見え方として、タテ方向にぶれて見える「直乱視」と、ヨコ方向にぶれて見える「倒乱視」があります。

私の経験では、姿勢が悪く水晶体のゆがみによって起こる倒乱視はよくなりにくいですが、目を細めることで角膜に生じる直乱視はかなりよくなります。

どちらの乱視にせよ、角膜や水晶体にゆがみが生じることによって目から入る情報にゆがみが生じます。

そして、ゆがんだ像が脳に伝わって、空間認識がうまくいかず、正確にものをとらえることができにくい特徴があります。

正しい姿勢で目を使うことを覚え、目を細めるくせを直し、大きな目でしっかりものを見ることをトレーニングすれば乱視はよくなります。

乱視を修正し、空間認識が正しくなれば、〝あるべきところにきちんとものがある〟状態になり、正確に物事をとらえることができます。いい加減が解消し、あてずっぽうもなくなります。

弱視

「子どもが弱視と言われ、どうしたらよいかわかりません」

そう言って、まるで死刑宣告を受けたような浮かない顔で親御さんがお越しになります。

弱視は、裸眼はもちろんメガネをかけても視力が0・3以上は出ないほど低視力のことをいいます。「将来、視力がなくなってしまったらどうしよう」と不安でいっぱいになります。

前にも述べたように、眼科ではメガネとアイパッチをさせますが、「今からではもう遅いから回復するかどうかわからない」とサジを投げられるケースも多いのです。

また、お子さんは、生まれてからずっと視界がぼんやりした世界で暮らしているので、そんなものかと思っています。

この気持ちを崩すため、「もっと見えるようになるよ。見えるようになったら勉強もスポーツも普通の子と同じようにできるようになるよ」と希望を与え、脳に「必ずよくなる！」「見えるようになる！」というイメージを持ってトレーニングしていただきます。

眼科で弱視と診断された人の約9割以上は、今よりよくなっています。

7歳ぐらいまでに視力と視機能を回復させることが必要です。そうしないと、学習能力や運動能力に不自由が生じ、通常の教育を受けるのが困難になる可能性もあります。

弱視を克服し、社会で活躍しているビジョンサロンの卒業生や同志はたくさんいます。その子の人生がかかっています。頑張ってください。

急性内斜視

いま、ホットな話題が「急性内斜視」です。ここ数年、スマホ等の使いすぎで、子どもや若者を中心に増えている傾向がある、とテレビや新聞で報道されました。

内斜視とは、片目および両目が内側（鼻側）に寄って元に戻りにくくなり、ものがダブって見える症状です（目のズレる方向によって、内斜視・外斜視に分けられます）。

スマホや携帯ゲーム機のような小さな画面を長時間にわたって、凝視し続けた結果、目が寄りっぱなしになり、元の状態に戻らなくなったと考えられます。

視力も左右不同視（左右の視力に差があること）になり、その差が大きくなり、使っていないほうの目（通常、視力の悪いほう）が弱視になっていきます。

眼球の位置を元に戻すには、眼科では最終的に手術になります。しかし、手術をしても、原因となった目の使い方はそのままですから、一時的効果で、元に戻ることも多々あります。

本書の**基本トレーニングは、斜視の原因の一つである両目のアンバランスな使い方を修正し、内眼筋と外眼筋のストレッチになり、眼位（眼球の位置）のズレを改善するのに有効です。**

次のページに、実際の改善データを紹介しました。

視力回復をあきらめないでください。ただし、これはみなさんに言っていることですが、けっして無理をしないでください（もし、痛みを感じたり、気分が悪くなったら、中止してください）。

成功するコツは、ゲームのように楽しみながら続けることです。一日朝晩の2回、歯磨きと同じように毎日の習慣にしてください。

毎日おこなえば、必ず成果が出ます。一週間に一度くらい視力測定して、視力アップを実感してください。

近視

「屈折度数が非常に良くなって、びっくりしました」

（T・Aさん　5歳）

右目　視力　0.15　屈折度数　− 5.75D

左目　視力　0.3　屈折度数　− 5.75D

トレーニング後 →

右目　視力　**0.4**　屈折度数　**− 2.75D**

左目　視力　**0.8**　屈折度数　**− 2.75D**

乱視

「悪い姿勢でゲームをやり続けたために、
下がった右目の視力が 1.2 まで回復！」

（N・Rさん　11歳）

右目　視力　0.3　屈折度数　− 2.00D

左目　視力　1.5　屈折度数　− 0.25D

トレーニング後 →

右目　視力　**1.2**　屈折度数　**− 1.00D**

左目　視力　**1.5**　屈折度数　**− 0.25D**

「乱視度数が大幅に改善し、
全国模試の成績優秀者として表彰」

（K・Jさん　10歳）

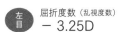

右目　屈折度数（乱視度数）　− 3.50D

左目　屈折度数（乱視度数）　− 3.25D

トレーニング後 →

右目　屈折度数（乱視度数）　**− 2.00D**

左目　屈折度数（乱視度数）　**− 1.75D**

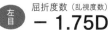

遠視

「遠視・不同視も回復。メガネが不要になりました」

（K・Aさん 7歳）

	視力		視力
右目	0.3	トレーニング後 →	1.0
左目	0.6		1.2

「遠視・弱視を親子で克服。母親の私まで“こんなに見えていいのかしら”」

（T・Tさん 8歳）

	視力		視力
右目	0.2	トレーニング後 →	1.2
左目	0.2		0.4

お母さん

	視力		視力
右目	0.2	トレーニング後 →	0.8
左目	0.2		0.8

弱視

「視力が戻ることはないと言われた左目が回復し、信じられないほどうれしい」

（K・Aさん 15歳）

	視力		視力
右目	1.5	トレーニング後 →	2.0
左目	0.3		0.9

「眼科で今から治療しても遅いと言われた弱視が劇的に改善！」

（M・Sさん 6歳）

	視力		視力
右目	0.1	トレーニング後 →	0.7
左目	0.2		1.5

タイプ別

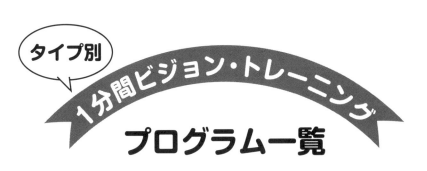

1分間ビジョン・トレーニング プログラム一覧

本書で紹介した「1分間ビジョン・トレーニング」を目のタイプ別にまとめました。

該当するページをコピーして、リビングの壁に貼ったり、クリアフォルダーに入れて持ち歩くなどして活用してください。

トレーニングはいつでも、どこでもOK。朝晩一日2回を目安に、毎日の生活習慣の中に取り入れましょう。

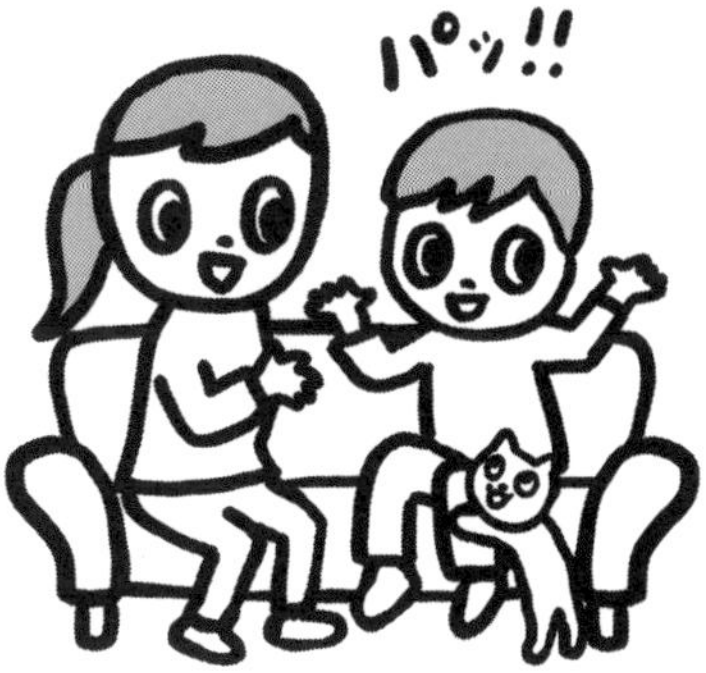

基本トレーニング 3

シフティング

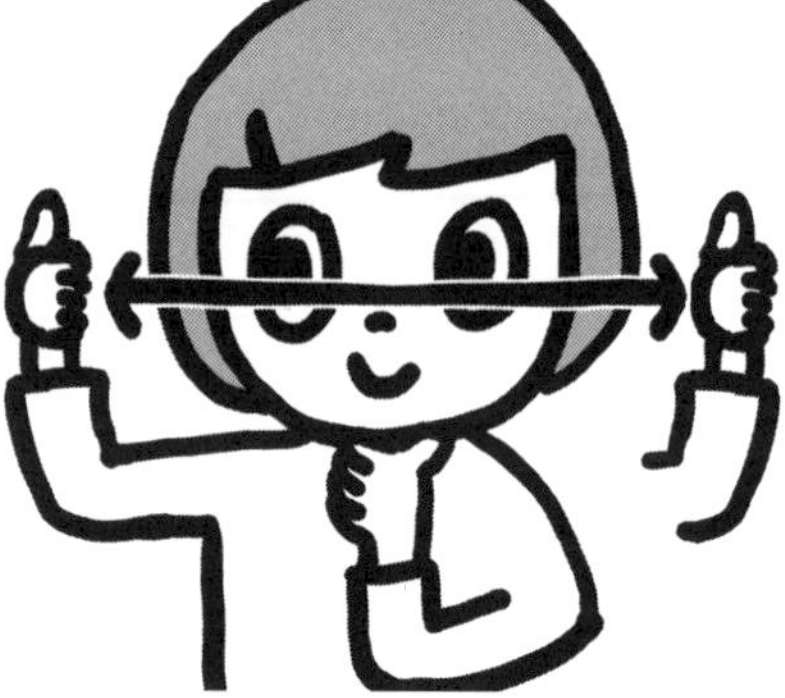

親指を目の前 30cm の距離で①上下・②左右・③ななめ方向に動かし、目で追いかける。

詳しいやり方は p.58

まばたき遠近体操

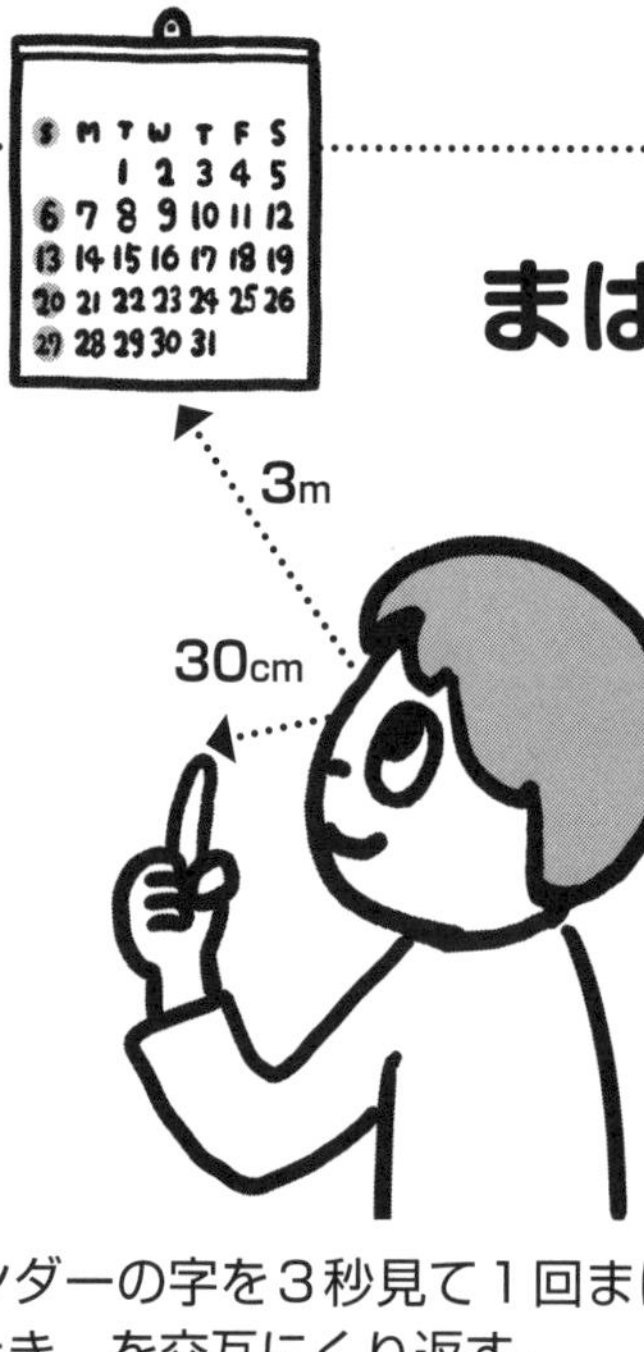

遠くのカレンダーの字を３秒見て１回まばたき、近くの指を３秒見て１回まばたき、を交互にくり返す。

詳しいやり方は p.60

基本トレーニング 1 クロージング・オープニング

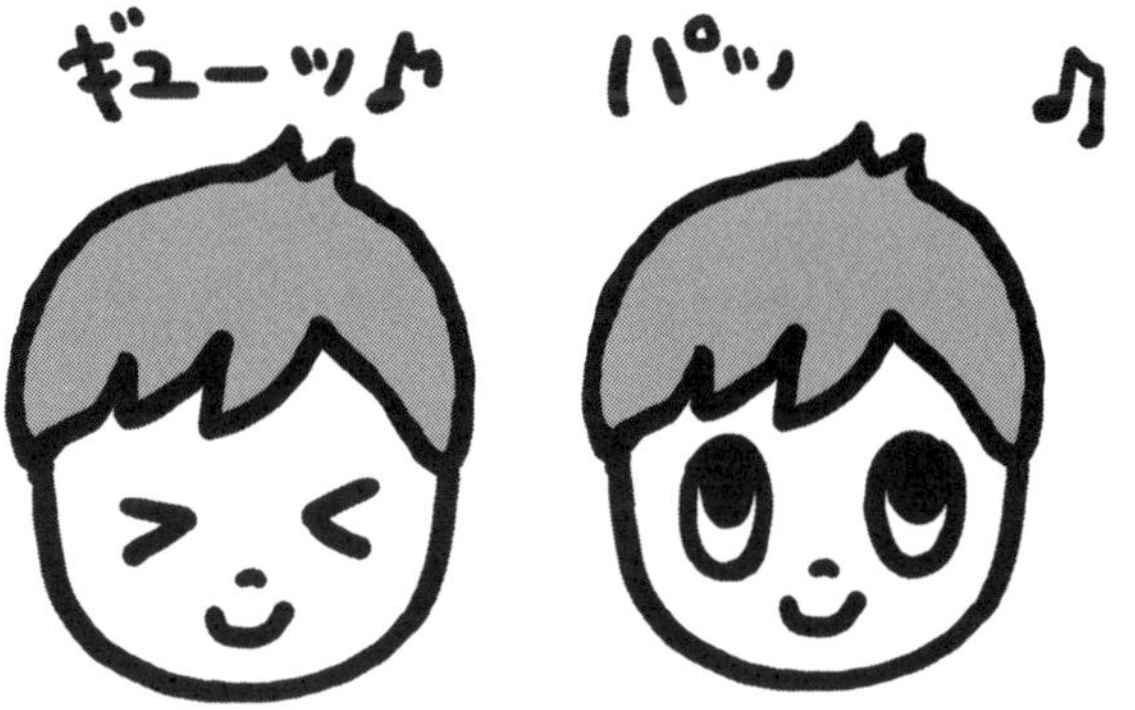

目をギュッと閉じて7秒、目をパッと開けて上を見て7秒……を下・右・左におこなう。

詳しいやり方は p.54

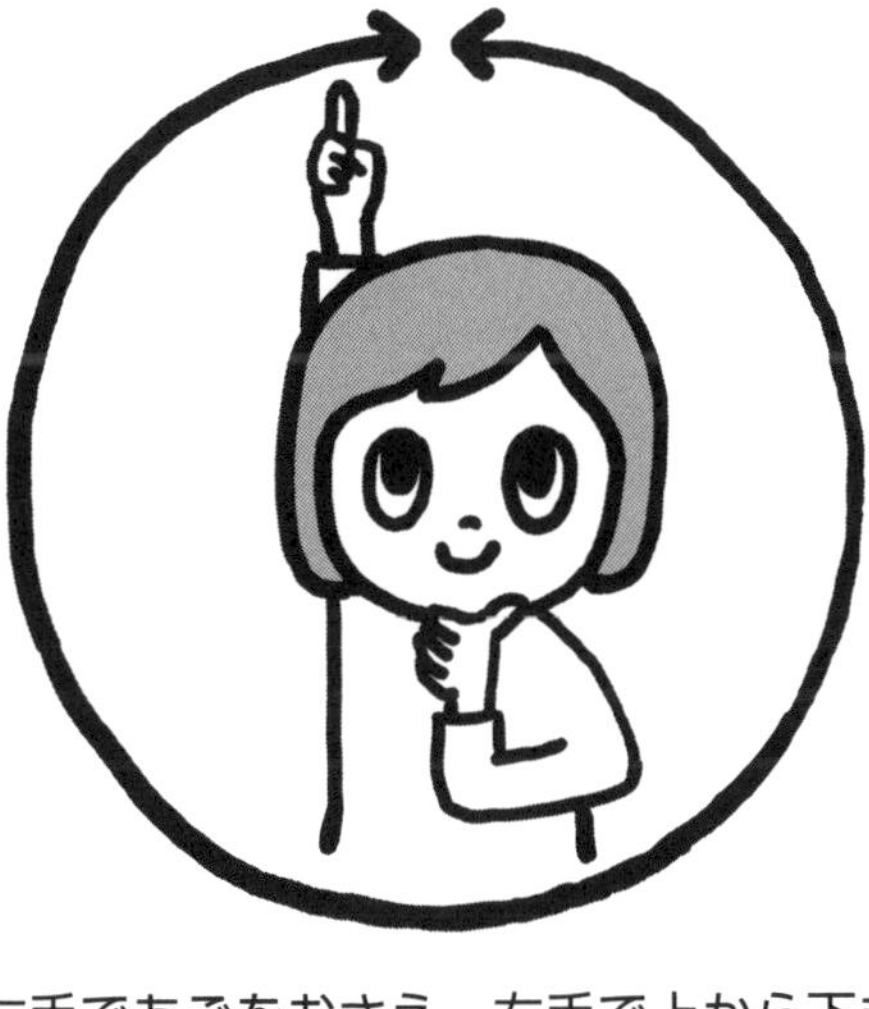

基本トレーニング 2

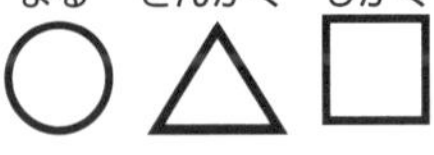

左手であごをおさえ、右手で上から下まで（半）円を描く。下に来たら、手を替え、左手で下から上へ（半）円を描く。その動く指先を目で追いかける。これを△と□でもおこなう。

詳しいやり方は p.56

基本
トレーニング
3

シフティング

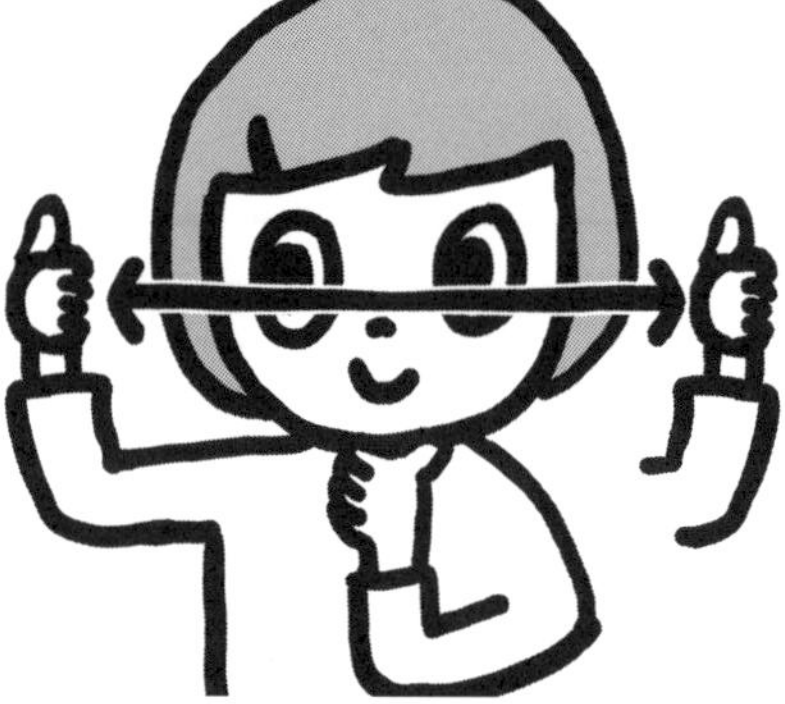

親指を目の前 30cm の距離で①上下・②左右・③ななめ方向に動かし、目で追いかける。

詳しいやり方は p.58

「め」字ポンピング体操

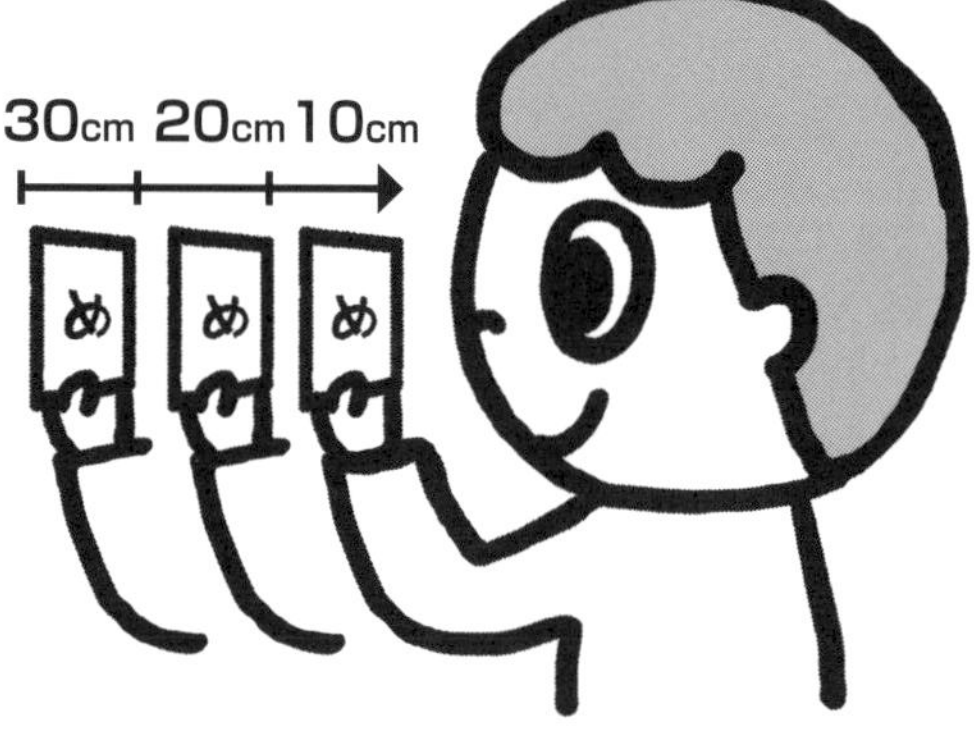

「め」字にピントを合わせ、目の前① 30cm ② 20cm ③ 10cm ④ 20cm ⑤ 30cm と、徐々に目に近づけたり、離したりをくり返す。

詳しいやり方は p.62

基本トレーニング 1

クロージング・オープニング

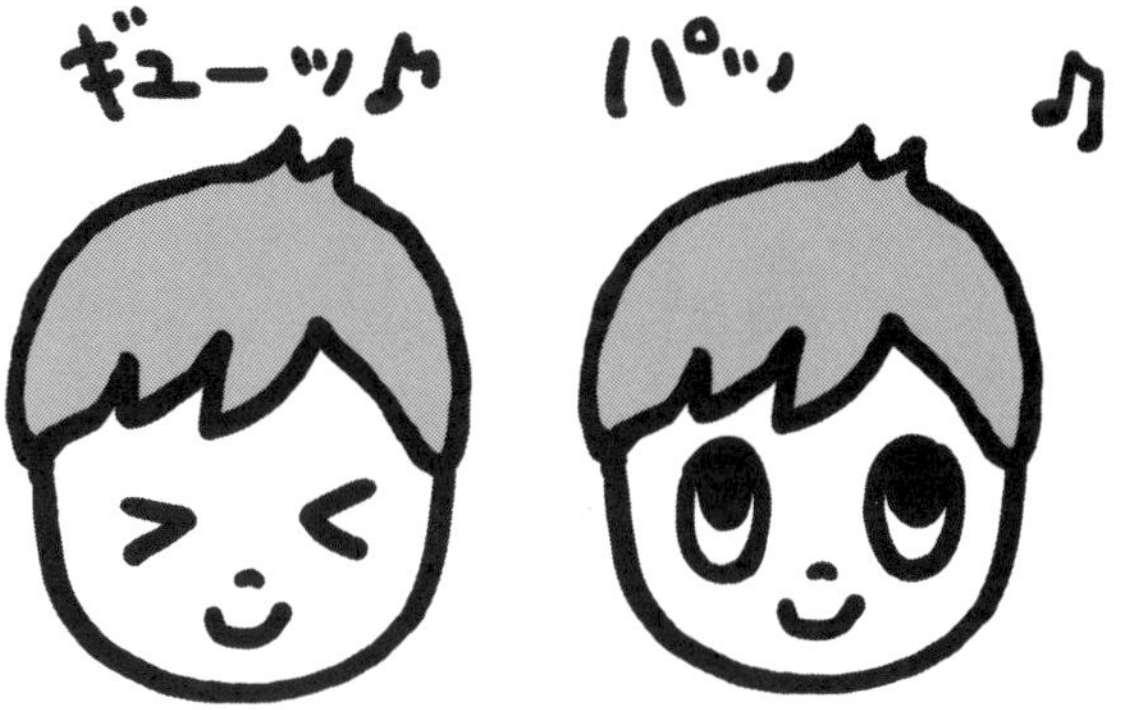

目をギュッと閉じて7秒、目をパッと開けて上を見て7秒……を下・右・左におこなう。

詳しいやり方は p.54

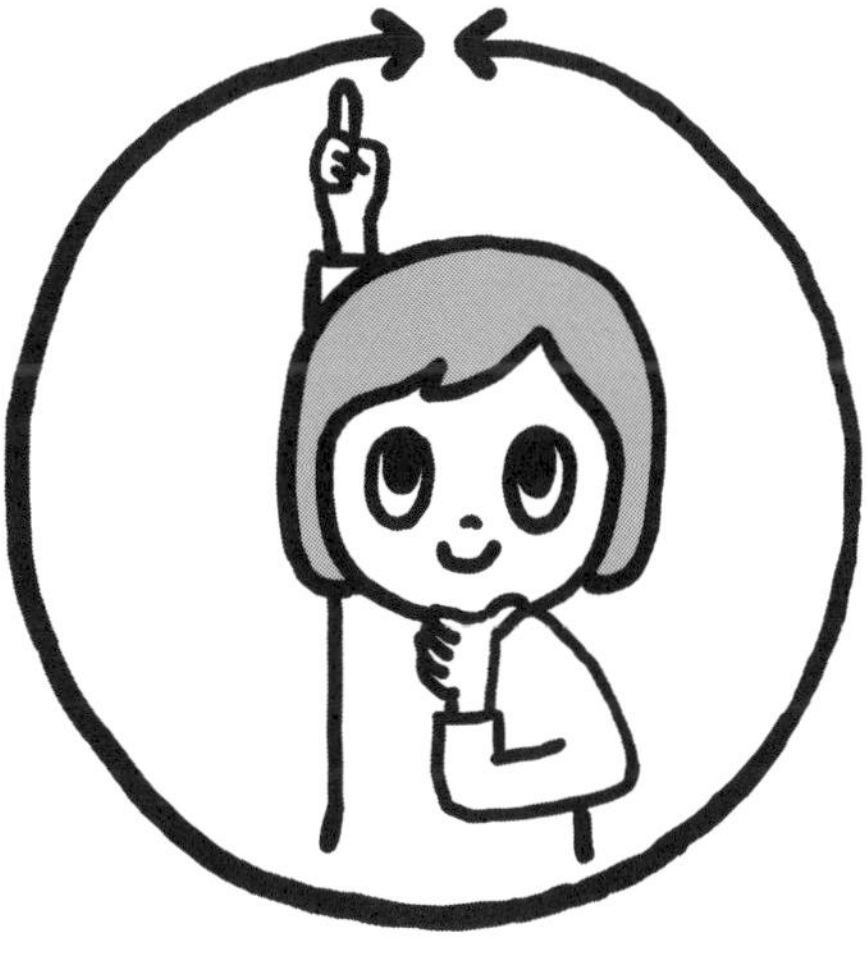

基本トレーニング 2

○《まる》 △《さんかく》 □《しかく》

左手であごをおさえ、右手で上から下まで（半）円を描く。下に来たら、手を替え、左手で下から上へ（半）円を描く。その動く指先を目で追いかける。これを△と□でもおこなう。

詳しいやり方は p.56

基本
トレーニング
3

シフティング

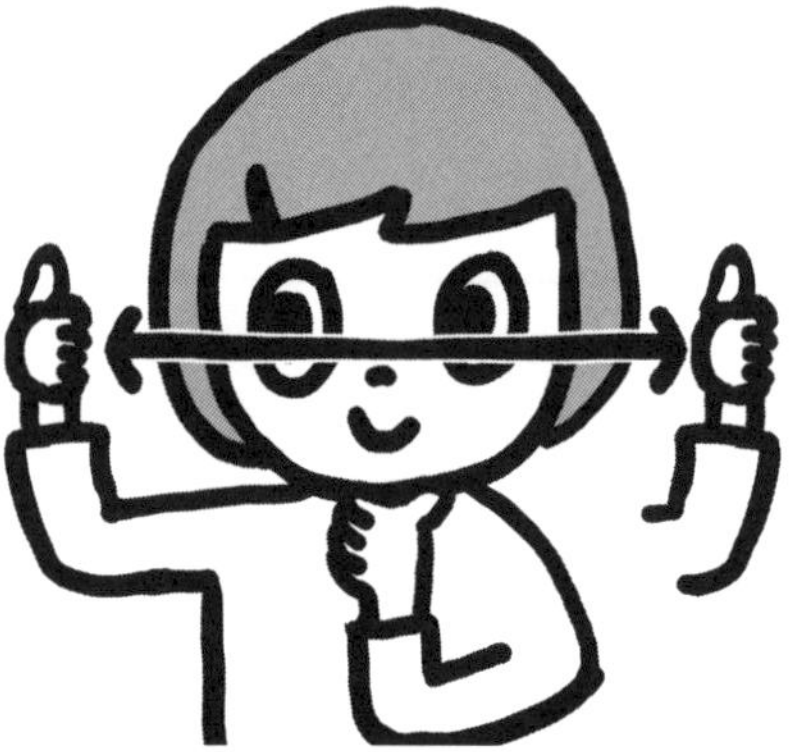

親指を目の前 30cm の距離で①上下・②左右・③ななめ方向に動かし、目で追いかける。

詳しいやり方は p.58

右傾き・左傾きシフティング

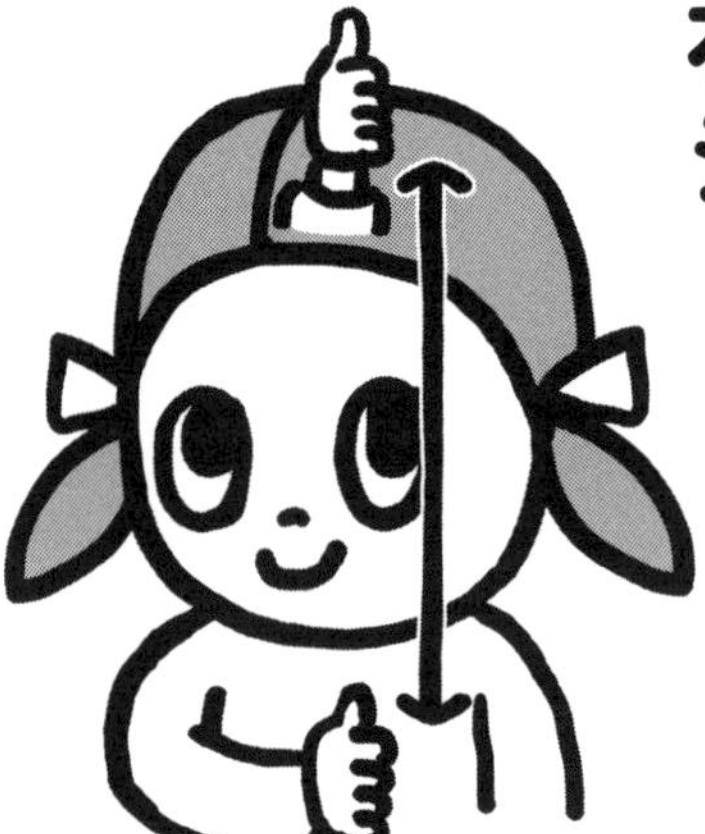

①正面で親指を上下にゆっくり動かし、目で追いかける
②首を右 30 度に傾けた状態で、正面の親指を上下にゆっくり動かす。
③首を左 30 度側も同様に。

詳しいやり方は p.64

基本トレーニング1 クロージング・オープニング

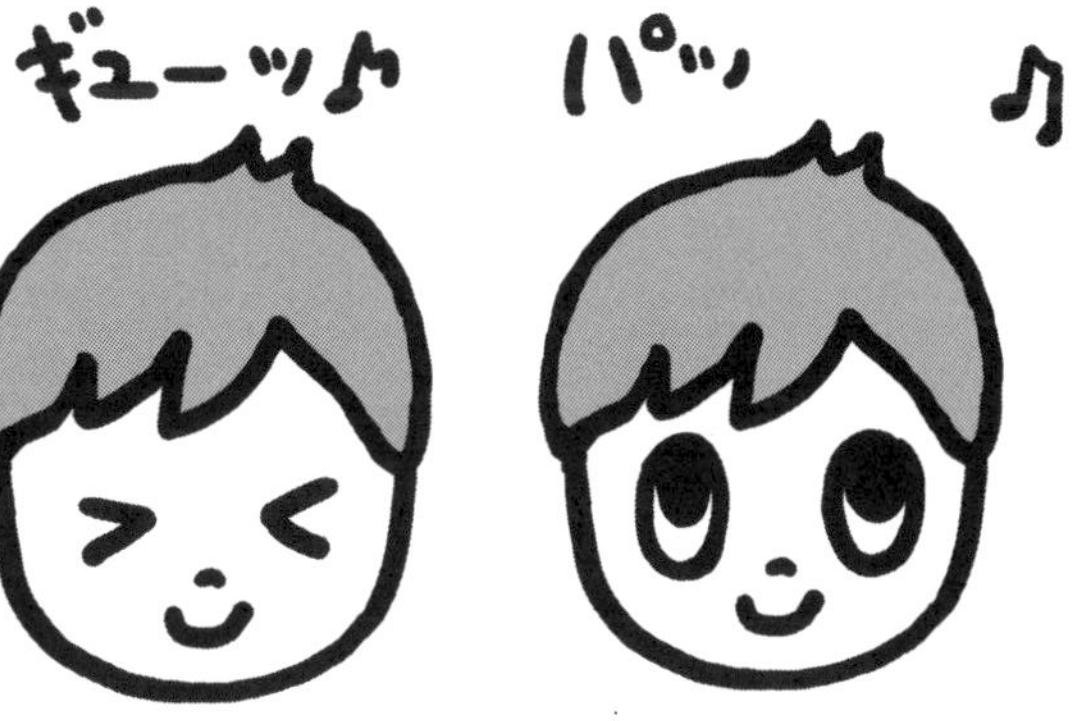

目をギュッと閉じて7秒、目をパッと開けて上を見て7秒……を下・右・左におこなう。

詳しいやり方は p.54

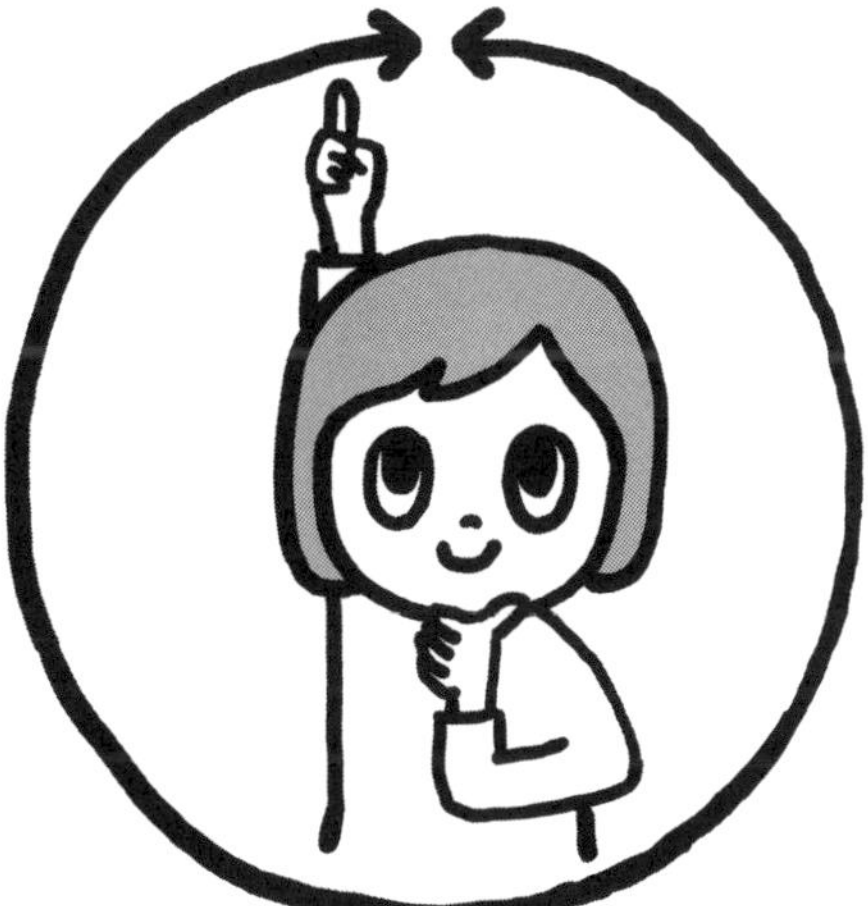

基本トレーニング2

○《まる》 △《さんかく》 □《しかく》

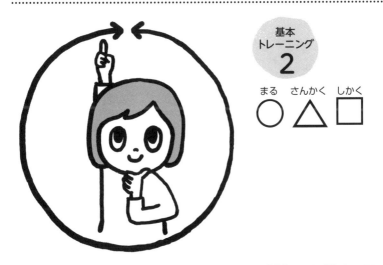

左手であごをおさえ、右手で上から下まで（半）円を描く。下に来たら、手を替え、左手で下から上へ（半）円を描く。その動く指先を目で追いかける。これを△と□でもおこなう。

詳しいやり方は p.56

基本
トレーニング
3

シフティング

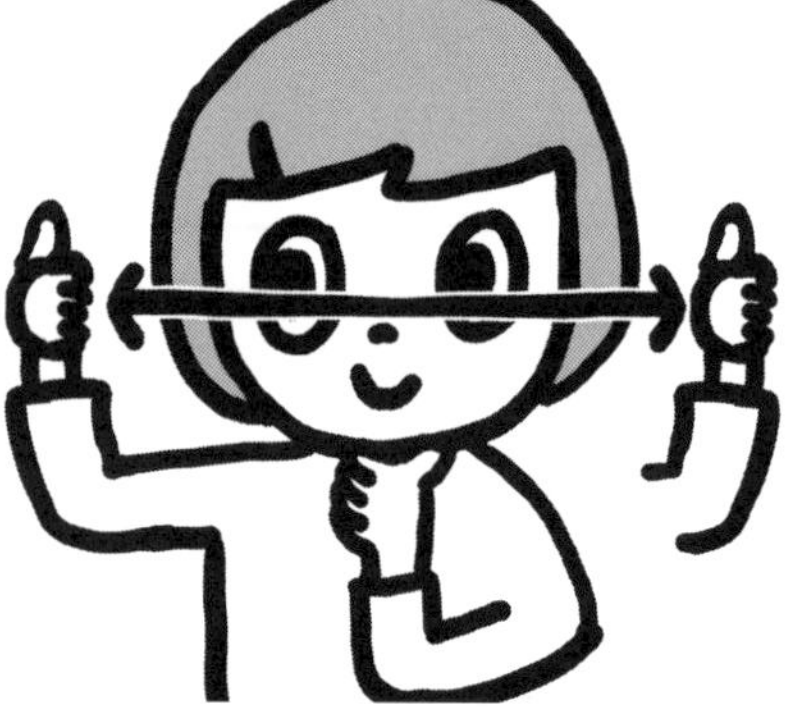

親指を目の前 30cm の距離で①上下・②左右・③ななめ方向に動かし、目で追いかける。

詳しいやり方は p.58

アイバランス
遠近体操

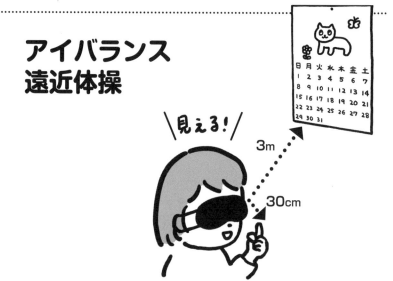

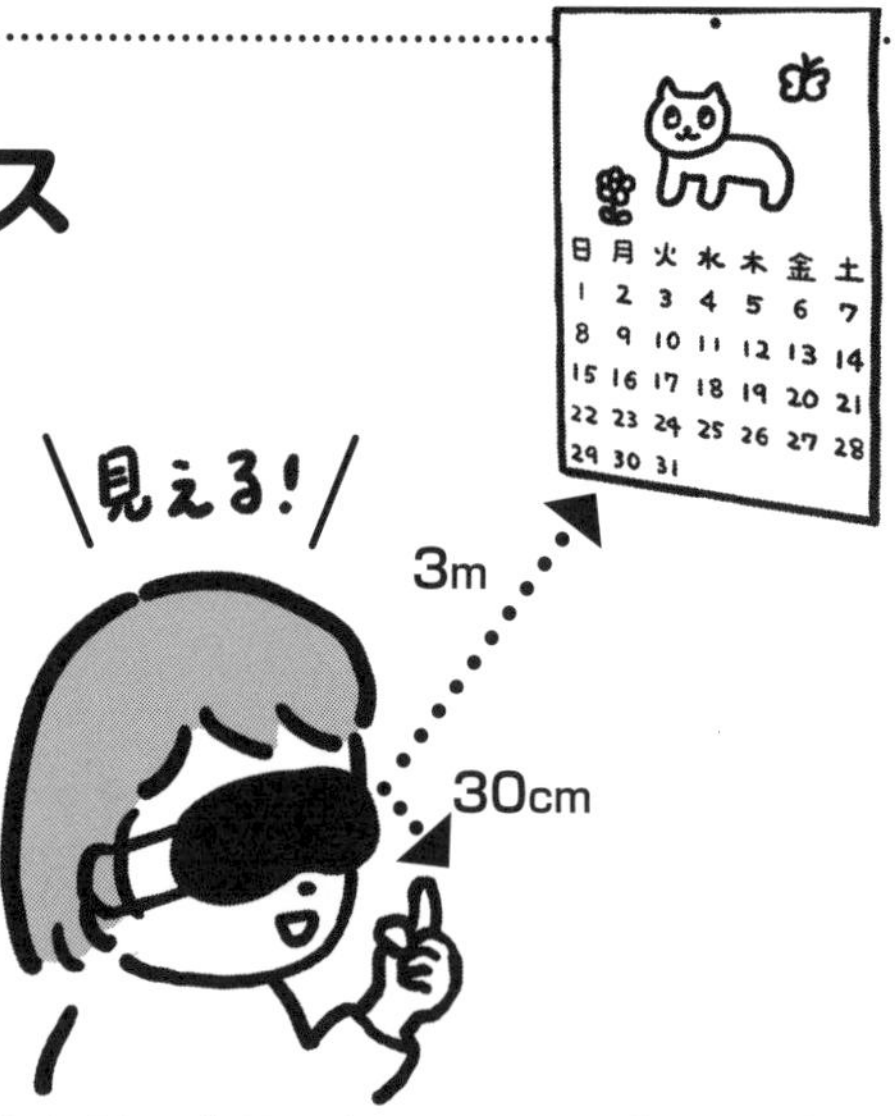

付録のアイバランスマスクをかけ、右目・左目・両目の順で５秒ずつ、遠くのカレンダーの字と近くの人差し指を交互にピントを合わせて見る。

詳しいやり方は p.66

基本トレーニング 1

クロージング・オープニング

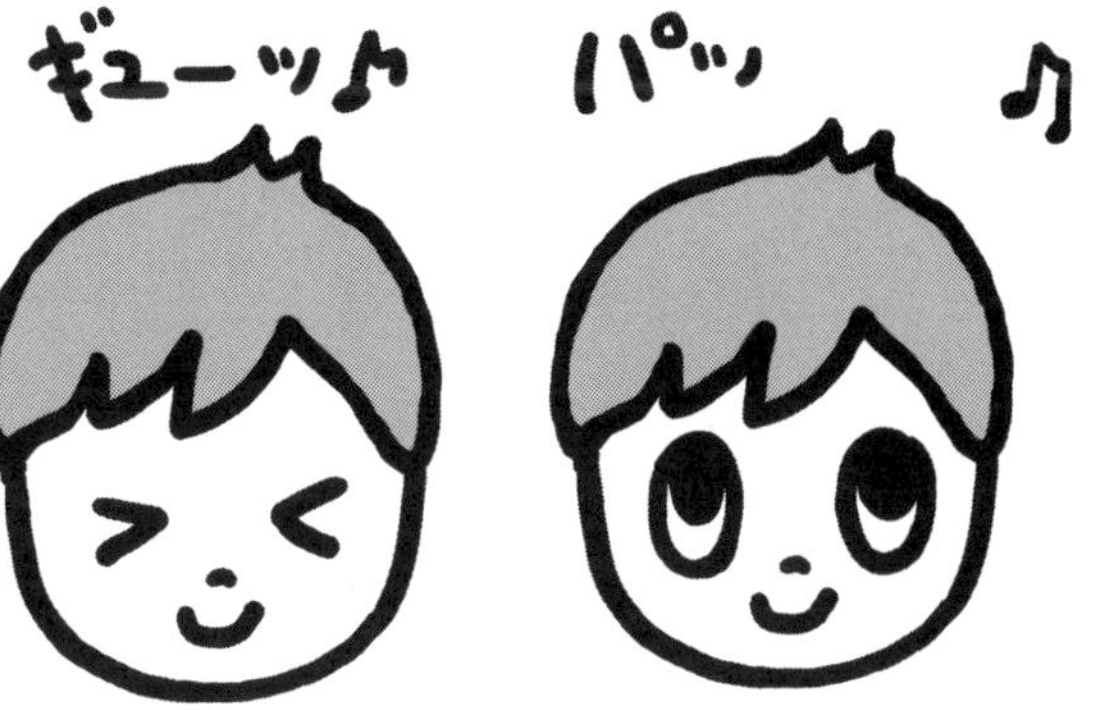

目をギュッと閉じて７秒、目をパッと開けて上を見て７秒……を下・右・左におこなう。

詳しいやり方は p.54

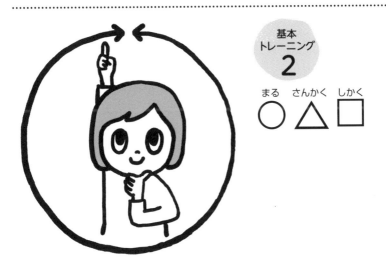

基本トレーニング 2

○《まる》 △《さんかく》 □《しかく》

左手であごをおさえ、右手で上から下まで（半）円を描く。下に来たら、手を替え、左手で下から上へ（半）円を描く。その動く指先を目で追いかける。これを△と□でもおこなう。

詳しいやり方は p.56

基本トレーニング 3

シフティング

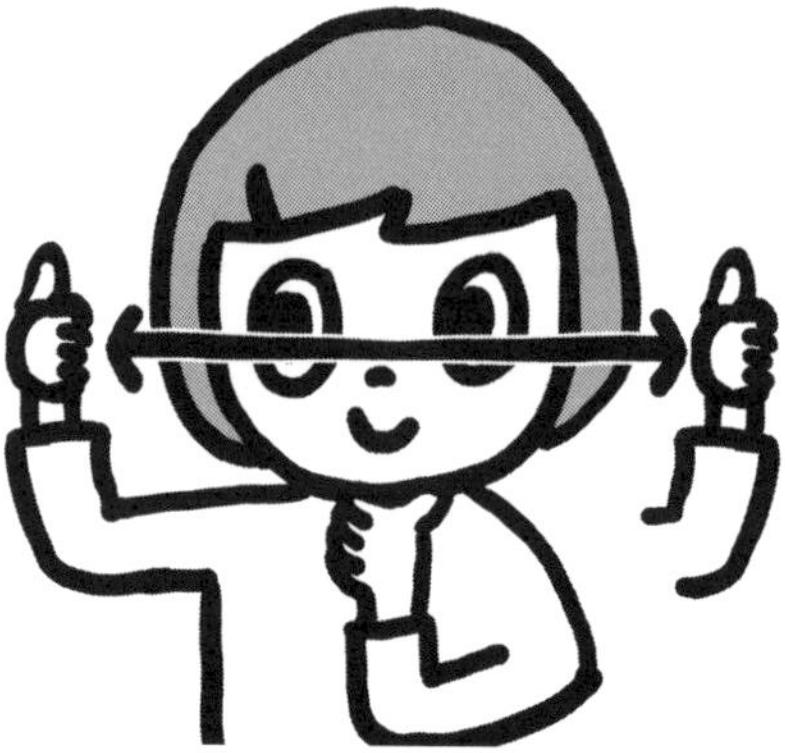

親指を目の前 30cm の距離で①上下・②左右・③ななめ方向に動かし、目で追いかける。

詳しいやり方は p.58

ななめ寄せ目・離し目体操

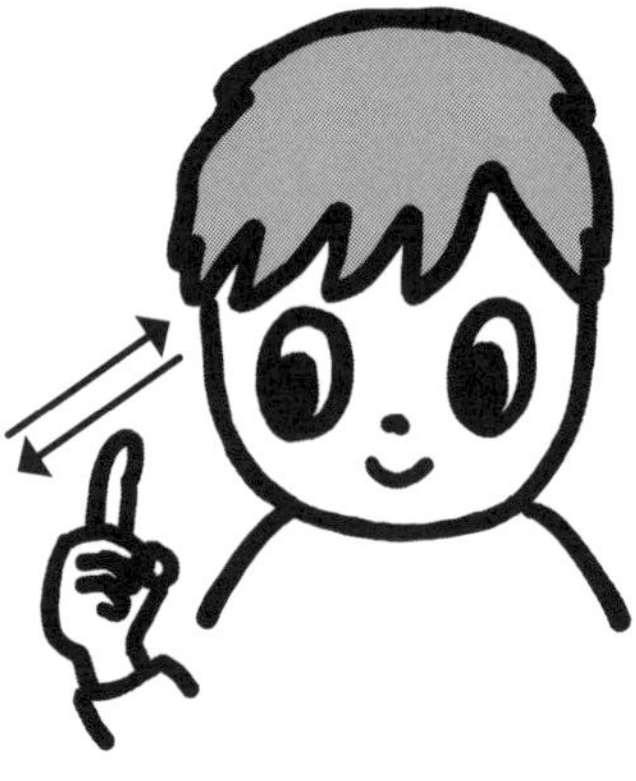

顔は正面を向き、右ななめ 45 度にかまえた人差し指にピントを合わせる。息を吸いながら目の前に近づけ（5秒）、息を吐きながら離していく（5秒）。これを3回くり返す。左ななめ 45 度も同様に。

詳しいやり方は p.68

基本トレーニング 1

クロージング・オープニング

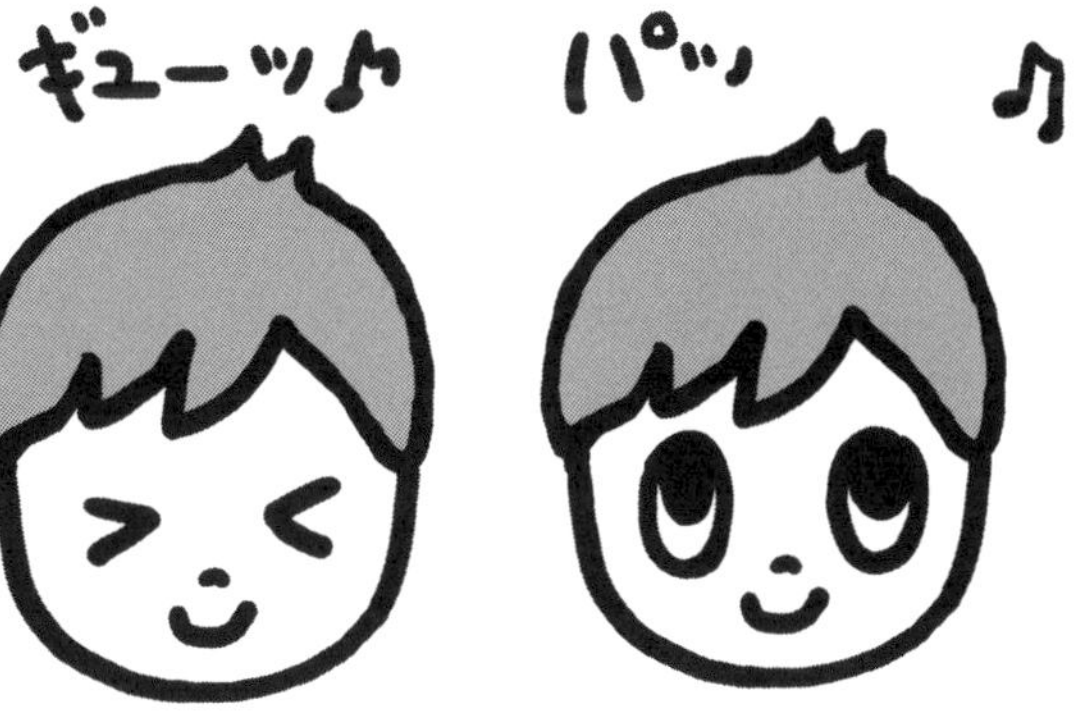

目をギュッと閉じて７秒、目をパッと開けて上を見て７秒……を下・右・左におこなう。

詳しいやり方は p.54

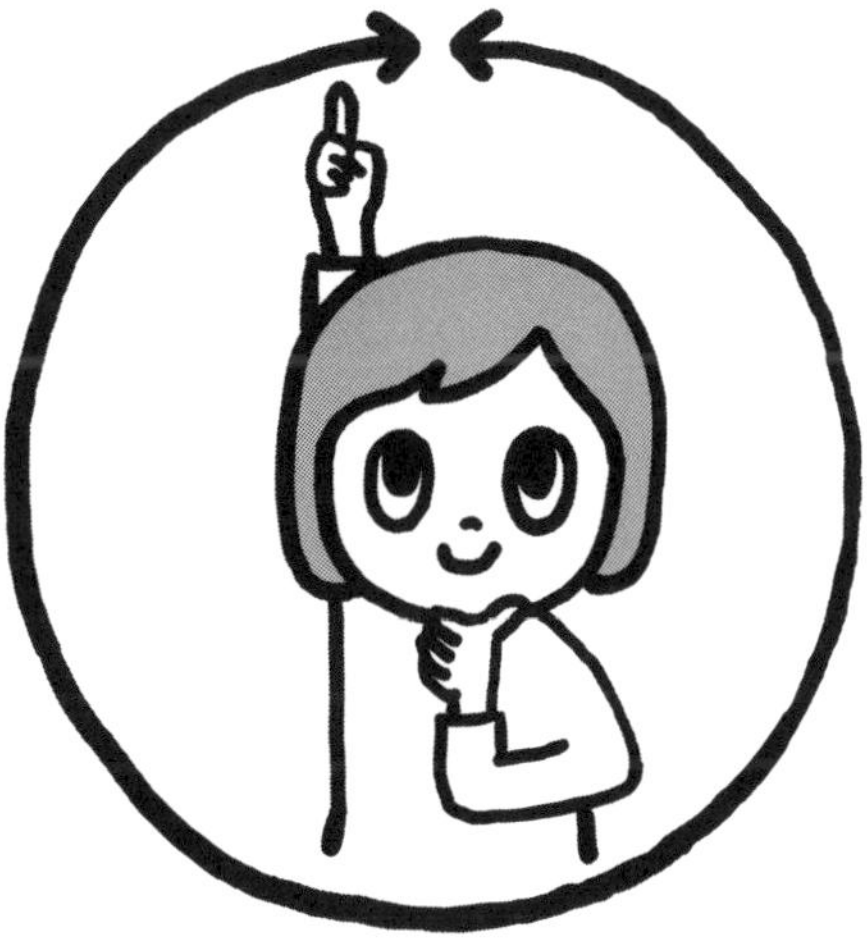

基本トレーニング 2

○《まる》 △《さんかく》 □《しかく》

左手であごをおさえ、右手で上から下まで（半）円を描く。下に来たら、手を替え、左手で下から上へ（半）円を描く。その動く指先を目で追いかける。これを△と□でもおこなう。

詳しいやり方は p.56

第3章

気になる視力回復のウソ・ホント

視力回復には誤解がたくさんあります。

とくに、日本では、

「視力が落ちたまま固定されてしまったら、元には戻らない」

「視力を回復する方法は手術しかない」

という考え方が主流です。

約40年間で3万人以上の視力回復に携わってきた実績と経験から、巷《ちまた》にあふれる目の健康常識のウソ、視力回復の真実を質疑応答形式（Q＆A）でお答えしましょう。

Q1 近視の視力はどこまで回復するの？

前にも述べたように、近視は、5歳くらいから高校3年生にかけての成長期にフルスピードで進みます。

だからこそ**子どもの近視は、早期発見・早期対策が大事。**

早めに気づき、すぐ対策すれば、1・0以上の正視まで回復させるのはいとも簡単なことです。

軽い近視（屈折度数マイナス1・0D未満＝視力0・5以上）なら、視力1・0〜2・0の視力回復を目標とし、達成していただいています。一生、裸眼で過ごすのも夢ではありません。

ところが問題は、それ以上に近視が進行した場合。発見が遅れた、あるいは発見したのに放置していた場合です（現実には、後者のケースがほとんどです）。

というのも、子どもの近視度数は、視力測定データを調べると、通常、1年間で約1D（ディオプター＝近視度数の単位）ずつ進行します。近視の原因を放置すれば、以下のように、6歳〜18歳にかけて急速に進むのです。

1・5の視力が、

1年経過後　−《マイナス》1・0D＝0・5
2年経過後　−2・0D＝0・2
3年経過後　−3・0D＝0・1
4年経過後　−4・0D＝0・05

5年経過後　－5・0D＝0・04
6年経過後　－6・0D＝0・02
以上のように、子どもの近視は、6年経過後には強度近視になり、1・5の視力がなんと0・02になってしまうのです。

とくに、スマホゲームをしたりスマホを長時間使用する場合や、タブレットを使用して勉強をする場合は、このスピードが倍以上になっています。あっという間に視力がなくなります。

こうなると、情報社会の子どもの近視は、「回復させる」より「止める」が主体になっているのが実情です。スマホの使用を控えていただくことは、至難の業ですから……。

私のところに来られる子ども（18歳以下）の実に63％が0・1以下で、多くの相談者が、近視が始まって2～4年経過後と推測できます。

どこまで近視の視力を回復できるかは、親御さんの早期対策にかかっています。

中等度（マイナス3・0D～マイナス6・0D未満）や強度近視（マイナス6D以上）

になってしまったら、まずストップすること。

いますぐ対策を打たないと、子どもの近視の進行が止まらないからです。

Q2 メガネ・コンタクトレンズをかけると近視が進む？

近視になると、眼科では「メガネやコンタクトレンズで矯正しましょう」と言われますが、「メガネをかけさせたくない」とおっしゃる親御さんが少なくありません。

ところが、その多くが近視度数マイナス3D＝視力0・1以下で、メガネがないとたとえば黒板の字が見えにくい子どもたちです。目を細めてものを見るくせがあります。

学習に支障をきたすのはもちろんのこと、目の使い方（視覚機能）、ひいては脳の働きもよくならないので、おすすめできません。

「メガネをかけさせると近視の度数がどんどん進み、強度近視になるので、かけさせたくない」

という声は多いのですが、この考え方には誤りがあります。

メガネやコンタクトが原因で視力がどんどん悪化するのではありません。

①視力が低下する生活習慣（スマホやゲーム、読書、受験勉強などの視環境）を変えないこと

②「今のメガネで見えにくくなったら、レンズの度数を上げればいい」とメガネやコンタクトに頼りきり、視力を回復しようとしないこと

③問題のある目の使い方や視覚機能をよくしないこと

この3つが視力低下を進行させ、強度近視になる本当の原因なのです。

もちろん、一般に販売されているメガネは、両眼視機能などは考慮されていませんので、左右の視力差を合わせるようには作られていません。自分に適したメガネを使わないと、視力が落ちるのは事実です。

そこで、私のところでは、お子さんの目の使い方や視覚機能、生活習慣など、約30

項目にわたってチェックします。

ちなみに、通常の眼科やメガネ店ではどれくらい検査していると思いますか？「オートレフラクトメーター」と呼ばれる機械を使って近視・遠視・乱視の有無や屈折度数を自動計測し、眼位（斜視・斜位）の検査をするなど、せいぜい数項目だと思います。

うちでは視機能だけで約20項目はチェックしています。

この「中川メガネ（適正化メガネ）」は、普通のメガネと発想が違います。

メガネを「日常生活に不便がないよう、見えるように矯正する道具」ではなく、「目の使い方と視覚機能をよくし、視力回復に役立つ道具」にできないかと考えました。

実は、メガネは、見えすぎるメガネをかけても、見えにくいメガネをかけても、視力は低下してしまうのです。

「メガネは（目の屈折異常を矯正するために）目にかけている」だけではなく、「メガネは脳にかけている」と考えると、理由がわかります。

目から入った視覚情報を解釈・判断して「見える」ようにするのは脳です。

ものがゆがんで見える、線がブレて見える、位置がズレて見える……などを視力トレーニングで治し、メガネをかけるとくらくらする・頭が痛い・気持ちが悪いなどの症状を取り除いておけば、脳が正しく判断・解釈できるようになり、メガネの視力は回復します。

ところが、**一般のメガネで「よく見える」状態に作ると、脳が依存してしまい、自分の力で見ようとする能力が低下してしまいます。**

反対に、よく見えないメガネをかけていると、ぼんやりとした見え方を脳が覚えてしまいますから、メガネの度は強すぎても弱すぎても、よくないのです。

そのお子さんの目と脳にマッチしたメガネを使い、さらに視力トレーニングと組み合わせれば、視力低下の進行をストップさせることができるのです。

余談になりますが、近視の程度がマイナス3D以上＝0・1以下のお子さんには、メガネを「遠く用」と「近く用」の2種類作ることをおすすめしています。

多少の面倒くささはありますが、近視の進行を止めるには大きな効果を表します。

近くを見て勉強や読書をするときは、遠くを見るほどの視力は必要ありません。度が軽いもので充分です。

ものを見るという行為は、エネルギーをたくさん消費します。

そこで近くを見るときは、目を「省エネモード」にして、目の負担を軽くするのです（遠視のメガネは1本でかまいません）。

コンタクトレンズに関しても同じことがいえます。

とくに最近は、使い捨てのソフトコンタクトレンズが人気ですが、素材がよくなったといってもソフトコンタクトには大きな落とし穴があります。

「酸《さん》素《そ》透《とう》過《か》性《せい》（装着時にどれだけ眼球に酸素を通すことができるか）」が、ハードコンタクトレンズに比べてどうしても低くなりがちなのです。

大げさな言い方ですが、細胞は酸素が途絶えると死滅することを肝に銘じてください。

「試しに10分間、息を止めてください！」と言っても、誰もチャレンジしないでしょう。

呼吸に関してはすぐ理解できることが、目になると、みなさん理解できないのです。

目は、ゆっくり時間をかけてダメージを受けるので、気づかないだけです。

今までのソフトコンタクトレンズは、約10年で角膜《かくまく》内皮《ないひ》障害《しょうがい》が始まるといわれています。

ソフトコンタクトレンズ使用の低年齢化はよくない傾向だと思います。

Q3 成績が落ちてきたのは目が悪くなったせい？

カウンセリング時にお子さんの目（視力だけでなく目の使い方や視覚機能）をチェックすると、その子の頭の良し悪しがわかります。

とくに、焦点調節・維持力と両眼視の力が成績に大きく関わっています。

これらのチェックテストの結果が、１００点満点中１００点の子どもさんは、例外なく成績はトップです。

「お子さんは成績一番ではありませんか？」と聞くと、「はい、そうです」と答えられます。

その反対の結果も、ほぼ当たっています。頭の良し悪しは目が決めると言っても過言ではありません。

けっしてその子の頭が悪いから成績が下がるのではありません。

目は脳の最先端器官です。目が悪くなり、よく見えなくなると、脳は働かなくなるのです。勉強する意欲・集中力・記憶力が落ちますから、成績が下がるのも当然です。

この悪循環を断ち切ればいいのです。

次の感想文は、視力回復の結果、脳の働きを取り戻し、成績が面白いように上がった子どもたちが書いてくれました。ぜひ参考にしてください。

一番になりました

K・I　17歳

僕は、テストで学年約400名の中で一番になりました。

普通、テストなどで一番になるというと、一生懸命に勉強した人がなると考える人が多いと思います。しかし、そうとも限りません。僕の場合、勉強時間は少ししかとりませんでした。
一度きりではなく、次の模擬試験でも、数学だけでしたが全国で一番になりました。元から頭が良かったわけではありません。高校に入るときは、グループ合格と言って、ビリから何番というような補欠合格みたいな入学をしました。しかし、今では上から数えたほうが早い番号になっています。

Aクラスに入りました

M・E　10歳

私は学習塾で、Bクラスで一番だったけれど、Aクラスにはなかなか入れなかったのであきらめていました。

だけど、中川塾（注：ビジョンサロンで開催している集中力養成講座）へ行ったら、2日目に学習塾のAクラスの11番に入っていたのです。私は、自分のほおを何度もつねってみました。中川先生に「結果にとらわれるな！」と言われて本当に大丈夫だったのです。これからは何でも集中したいと思います。

Q4 忙しくて視力のトレーニングをする時間がありません

「受験勉強で近視が進むのですが、受験をやめさせるわけにはいかないので……」

「受験生なのでトレーニングをしているヒマがない」

という相談もよくいただきます。

しかし、次に紹介する合格体験記からもわかるように、目トレは脳トレです。目をよくすれば脳の働きがよくなり成績が上がります。

受験勉強の邪魔をするほど、時間はいりません。

約1分ほどのトレーニングをいくつか繰り返すだけでよいのです。近視の程度にもよりますが、せいぜい一日10〜15分でしょう。

それだけで成績が上がるのですから、塾で何時間も勉強するより時間の節約ができます。

第一志望校に合格！

K・I　12歳

中川塾でやったことを生かしてやったら、テスト（入試問題）が思ったよりも簡単で、〝これは絶対いける〟と思いました。

合格発表では、やっぱり受かっていました。集中することのすごさは脳の秘めたパワーだと思いました。

また、受験で合格を勝ち取るには、〝本番に強くなる〟ことです。

ところが、近視がどんどん進み、目の使い方（視覚機能）が悪いと、見えないことで自信がなくなります。

〝大丈夫かな？〟〝このまま見えなくなったらどうしよう〟……このような心の状態で自信が身につくわけがありません。

私が提唱する「脳内視力（インナービジョン＝脳の中に潜んでいる視力）」の観点からすると、1年間勉強を積み重ねた成果を1～2時間で100％発揮するのですから、ピントをしっかり合わせ続け、目を寄せ続け、集中し、記憶し、目と脳をフル回転させなければなりません。

ビジョンサロンの会員に12歳の女の子がいました。東京で「女子御三家」と呼ばれる超難関中学を目指して受験勉強に励んでいるのですが、視力が低く、うまく目と脳が使えない状態でした。

視力回復と目の使い方（視覚機能）をよくしながら目と脳のコンディションを整えると、成績が上がって、クラスでも上位に食い込んでいきました。それに伴って、自信がついてきました。

ある日、メガネをかけた、クラスで成績一番の女友達を連れてビジョンサロンを訪れました。クラスで成績一番の女友達いわく、

「私、成績はよいのですが、本番に弱くて。あまり自信がなくて……」

結果は、ビジョン会員の女の子は合格。クラスで成績一番の女友達は不合格。

試験本番には魔物が棲んでいます。

学力だけが結果を左右するのではないのです。目と脳を鍛え、本番に強くなる心を

つくることが大事です。

Q5 視力は本当に回復するの？　また元に戻らない？

「眼科で〝視力は回復しないよ〟と言われたのですが？」という質問もよくいただきます。

これは、正しくは〝眼科では視力回復は診療の対象外で、やっていないんだよ〟という意味です。

私たちが眼科を受診するとき、健康保険証を見せれば医療費の一部を負担するだけで済みます。その社会保険診療の中で、視力測定やメガネ処方は保険の点数になり、診療報酬がもらえますが、視力回復の項目はありません。

たとえ眼科医が患者の視力を回復させても、診療報酬にはならないのです。

医学の祖ヒポクラテスは、

「医者が病気を治すのではなく、自分が病気を治すのです」

と言っています。

病を治す力（自然治癒力）は、自分の中に備わっているということです。

近視・遠視・乱視・弱視・急性内斜視などの目の病気も、メガネやコンタクト、レーシック手術などに頼るのではなく、自分の中に潜む医者＝自然治癒力をよみがえらせ、目と脳を復活させるのです。

一般的な眼科では「トレーニングで視力が回復するのは、いわゆる仮性近視の場合で、一度低下した視力は元に戻らない」というのが定説です。

たしかに、眼科医が言うように、一時的に視力が上がることと視力回復は違います。

しかし、どんなタイプの視力低下でも本人のやる気さえ継続できれば、9割以上の確率で改善できることは、約40年にわたるビジョンサロンの実績が示しています（遠視の場合は、親御さんの協力があれば、9割5分以上改善できます）。

もちろん、前にも述べたように、最近の近視の進行スピードは速いため、中程度から強度の近視になると、一時的に視力は上がっても、それを固定化し、また上げることができるかどうかは個人差があります。

「視力はどこまで回復しますか？」とよく聞かれますが、「どこまで回復するか」は本人次第なのです。

長期戦になりますから、親御さんは、子どもの視力回復へのやる気と継続力を応援してあげてください。

「視力が回復しても、また元に戻りませんか？」

こうした質問に対して、私はよく人間の体にたとえます。

フィットネスクラブで体を鍛えても、やめて何もしなければ、また元の体に戻ってしまいます。

目や脳も同じです。どんなに鍛えても、メンテナンス（維持）しなければ、また元に戻ってしまいます。

情報社会に生きる私たちは、目と脳のケアが必須です。

私自身、毎日、目と脳のトレーニングは欠かしません。おかげで、60代後半になり

ますが、いまだに老眼鏡は不要です。

よく驚かれるのですが、いまだに老眼をストップし続けており、視力も１・２。目の若さをキープし続けています。

Q6 中川メソッドで脳から視力が回復する根拠は？

私のメソッドは、脳を活用した視力回復法で、自分の思い通りに感覚を創り出すヨガのプラティヤハーラ（感覚統制）が基本です。

この方法は、医学の分野ではシュルツの自律訓練法に取り入れられ、脳で〝重い〟と考えれば体が重くなり、〝温かい〟と考えれば体が温かくなるのと同じ方法です。脳から体に命令することで、感覚を自由に作り出すのです。

アメリカのオプトメトリスト（視力眼科・検眼医）がおこなっている脳を刺激する視機能トレーニング（ビジョンセラピー）を融合したものです。

視力回復の根拠となるのは、次の3つです。

① ルーの法則

生理学における有名な法則で、簡単に言うと、筋肉は適度に使えば発達するが、使わないと衰えるということ。目の筋肉も適度に使えば発達しますが、使わずにいると萎縮を起こします。

前に述べたように、片目でものを見るくせのある最近の子どもは、あまり使わないほうの目が萎縮を起こしてしまいます。

そこで、両目をバランスよく使って、衰えた目の筋肉を鍛えることで、視力回復の効果が期待できるのです。

② 脳の可塑性

以前は、成長してからの脳細胞の配列は変化しないと考えられていましたが、現在はそれは否定されつつあります。刺激を受けることで、脳の神経回路網に変化が起こることがわかってきました。

脳への刺激により、見るための脳の神経回路が新たにつくられ、いわば脳の力で見ることができるわけです。

③　脳の潜在視力

「見えると思えば見える」という潜在視力については前述しました。

脳（意識）で「見える！」と考えることによって、潜在意識に眠っていた昔ハッキリ見えていたときの記憶をよみがえらせます。

それを繰り返し、脳に学習させることによって、失われた視力を戻すのです。リハビリする気持ちでおこないます。

脳の潜在視力を回復することで、どれだけ視力が上がっていくかは、目の筋肉の硬さで変わってきます。

目の筋肉がこって硬くなっていると、「見える！」と考えて脳から目の筋肉に動けと命令しても目の筋肉が硬いと動いてくれません。

体が硬い人が柔軟体操をしたとき、「曲がれ！」と考えてもなかなか曲がらないのと同じことです。

したがって、思ったような視力回復結果につながらないのです。

そういう意味でも、本書の基本トレーニングをして、目の筋肉を動かすことが必要なのです。

Column

目は脳を刺激し、性格を形作る

目が脳の働きを作る！　なりたい自分になる！

視力回復の効果の一つに、性格を変えることがいえます。

子どもの視力レッスンで視力を回復し、目の使い方を正すことで、眠りこけて使っていなかった脳の働きが活発に働くようになり、性格まで変化が見られます。

焦点調節力＝集中力、両目のバランス＝記憶力・想像力……人はピントが合うことで、集中することができます。

集中して見たものを前頭葉に映像し、認識、理解、判断し行動します。

そして、持続して物事に取り組めるのです。

また、両目でバランスよくものを見ることで、左右脳で情報を交換して考えをまとめます。それを記憶し、記憶したものを組み合わせて想像し、アイデアを浮かべます。

同時に、距離感を把握する「深視力《しんしりょく》」を芽生えさせ、左脳で計画を立て前後左右との比較力を養います。

一瞬でものを見てとる前頭葉の「瞬間視」で、イメージを使って海馬で記憶し、瞬発力を発揮し機敏な行動をとります。

周りを見回す「周辺視野力」で、左脳を使い、危険か安全かの判断を下し、行動すべきか否かの決断を下します。

見たものを素早く行動に移す「目と手の共同作業力」で、小脳を使った俊敏な行動をとり、運動神経を発揮します。

素早い「眼球運動」を使って小脳を刺激し、正確で俊敏な行動力を導き出します。素早く結果をゲットするので、ストレスがかかりません。

明暗の違いを浮き立たせる「コントラスト感度」で、問題点や課題を明瞭に把握し問題解決能力を発揮します。

視力からスタートした目の使い方いかんで、脳の働きの良し悪しが決まるのです。

視力型性格学

このように、スタート時点の視力のタイプで脳の使い方に差が出て、その差が性格として表れます。

「性格が運命を作る」といわれています。

「1分間ビジョン・トレーニング」で視力回復し、性格を変えるということもできます。

過去38年の視力回復の経験と実績から、視力の型で性格がはっきり違う傾向があることを見つけました。

近視

○目先が気になる・細かなことが気になる・緊張しやすい・ストレスを受けやすい・計画するのが好き・心配性が多い・後悔しやすい・頑張り屋さん・悲観的・イライラしやすい

近視眼的ものの見方とは、近くが見えるので身の回りの細かなことにこだわりがでます。反対に、遠くが見えないので遠い未来のことが見えない状態です。

視野が狭いものの見方であるとも言えます。遠くも近くもハッキリ見える視力、広い視野を獲得すると、自信とやる気が身につき、次のような性格の変化が表れます。

○器用・計算が立つ・人づきあいがよい・自分より人のことを考えやすい

遠視

○勉強が嫌い・スポーツが嫌い・おおざっぱ・ぼんやりしていることが多い・あきらめやすい・粘りが効かない・計画するのが嫌い・目の前のことに注意が向かない・協調性がない・コミュニケーションが下手・不器用・計算が下手・考え方が偏る傾向がある・人づきあいが下手・自分勝手

遠視は、中等度以降になると近くも遠くもピントが合わない状態になります。遠くも近くも見えないので、目の前の現実と遠い未来のいずれもが見えません。

遠くも近くもハッキリ見える視力を獲得すると、自信とやる気、安心感が身につき、次のような性格の変化が表れます。
○楽天的・おおらか・のんびり

弱視

○何をするのもおっくう・あきらめやすい・人頼り
低視力で何もハッキリ見えるものがありません。自分が何をしていいのか、何を頼りに生きていけばよいのかわからない状態です。何をするにも面倒くさい状態になります。

弱視を脱出すると、見ることが楽しくなり生きる希望が湧き、未来の夢を考えるようになり、次のような性格の変化が表れます。
○のんびり

乱視

○正確性に欠ける・間違いやすい・自信を持ちにくい
物事を正確に把握できないので、あてずっぽうが増え間違いが増えます。

乱視をよくすると、きちんと正確に物事が進むようになり、次のような性格の変化が表れます。
○大胆・細かなことが気にならない

第4章

スマホ・ゲーム世代の目と脳を守るヒント

「デジタルデトックス」のすすめ

最近、スマホやタブレット、パソコンなどのデジタル機器やインターネットの使用を一時的にやめて、これらデジタル機器から距離を置く「デジタルデトックス」を実践する人が増えています。

一日中スマホを手放さず、スマホなしには過ごせない「スマホ依存症」などの解決に効果的だといわれています。

スマホやタブレット、携帯ゲーム機などのデジタル機器の画面を長時間、同じ姿勢、至近距離で見続ければ、眼球や目のまわり、首が緊張し、目・体・心にさまざまな症状が表れてくるのも当然のことです。

□目が疲れる

□目のまわりに不快に感じ、目をこする
□ものがぼやけて見える
□ものがかすんで見える
□目が赤くなる
□目が乾きやすい（ドライアイ）
□あまりまばたきしていない
□メガネやコンタクトの度数が進行する
□首や肩がこる
□頭痛がする
□吐き気やめまいがする
□食欲がない
□よく眠れない、睡眠の質の低下
□腕や手首がしびれる
□わけもなくイライラする

□気分が落ち込む（うつ）

お子さんはいくつ当てはまりましたか。

以上のうち3つ以上当てはまると、ＶＤＴ症候群（テクノストレス症候群）かもしれません。

デジタル機器の弊害はほかにもたくさんありますが、前に紹介した「Ｎａｔｕｒｅ《ネイチャー》」の記事にあるように、世界的に〝近視ブーム〟が発生し、「デジタル近視」から失明することが最大の弊害です。

デジタル近視の弊害を一番受けているのが20歳以下の子どもたちです。

しかも、子どもたちは、これからＩＣＴ授業（タブレットなどの情報端末を使った授業）を含め、一生デジタル機器とつきあって生活すること間違いなしです。

デジタル機器の弊害が問題なのは、大人より子どもではないでしょうか。

そこで私が提案したいのが、子どもの「デジタルデトックス」です。デジタル機器によって生じた物心両面における弊害をできる限り取り除くことです。

デジタル機器の使用時間を制限するとか、距離を置くといった話だけではなく、蓄積した毒素や老廃物など酸化物を還元し、解毒《げどく》化することです。

近い将来、デジタルデトックスなしでは、目と脳の老化が早くから始まり、ものが見えなくなり、脳は働かなくなります。

人生100年時代、子どもはしっかりデジタルデトックスしましょう。

子どものデジタルデトックス4か条

デトックスのカギになるのは、**「抗酸化作用」**です。

そもそも、見ることは大量にエネルギーを消費し、大量の酸素を消費するため、酸化しやすいのです。

とくに、デジタル機器は、前述したように、書面で見る（紙などに反射した光で文字を見る）より2～3倍疲れるといわれているので、酸化が加速されます。

酸化とはカンタンにいうとサビ。鉄を放っておくとサビてきます。これが酸化反応です。同じような**酸化反応が目や血液などの細胞で進行している**と考えてください。

この細胞の酸化（活性酸素の生成）を抑えるのが抗酸化作用です。サビ落としです。

デジタル機器を使うことによる酸化（サビ）を防ぐことが、デトックスになります。

1 アイバランスマスクを使って「ブルーライト」をカットする

弱視対策で使用した付録のアイバランスマスクは、毛様体筋を使って水晶体の厚みを変えなくてもピントが網膜に当たるため、目に負担をかけません。

ただ「よく見える」という感覚を脳に認識させるだけでなく、疲れ目防止にもなります。

試していただくとよくわかるのですが、長時間、本を読んでも、ほとんど目は疲れません。

目や脳が疲れると、多量の活性酸素を発生させますので、アイバランスマスクで、目と脳を疲れさせないことがデジタルデトックスになります。

もう一つの利点は「ブルーライト対策」です。

よく知られているように、ブルーライトは、目に見える可視光線のうち、紫外線に最も波長が近い青い光（380〜500nm）のことです。

波長が短いため、目の角膜や水晶体を透過し、網膜を通じて脳に達します。

このブルーライトによる害（毒）をアイバランスマスクを通すことによって、半分以上防いでくれます。光を取り入れる面積が極端に狭いからです。

家でスマホやタブレット端末を使うときや勉強するときに使うといいでしょう。

視界が狭いため、対象物を正面から見るようになり、姿勢もよくなります。姿勢がよくなると、光が網膜の中心（黄斑部《おうはんぶ》）へ正確に当たり、さらにはっきりとした像を結ぶようになる、というメリットもあります。

ただし、極端に視野が狭くなりますので、つけたまま外出したりしないでください。

2 抗酸化食品をとる

近視・遠視・弱視などすべてに共通するのは、目の血流障害です。

近視は眼筋のこりで血管が締めつけられて起きる血流障害、遠視は目の運動不足による血流障害、弱視は使わなくなった目に血液が行かなくなった血流障害というわけです。

冒頭でふれたように、そもそも目は酸素を大量に消費する器官です。

なのにスマホやタブレット、ゲームなどのデジタル機器を朝から晩まで見続けて目を酷使すると、酸化が激しく、目をサビつかせてしまいます。

そこで、抗酸化作用のある食べ物をとることがデジタルデトックスになります。

キウイやイチゴ、ブロッコリーなどに多く含まれるビタミンC、ごまやナッツ類に含まれるビタミンE、ピーマンやニンジン、カボチャなど緑黄色野菜のβ《ベータ》カロチン、緑茶のカテキン、リンゴやプルーン、ブドウなど果物の皮に含まれるポリフェノール類は抗酸化力が強いことが知られています。

なかでも、私がとくにおすすめしている抗酸化物質は、次の3つです。

◆ブルーベリー

私は講演会で「ブルーベリー博士」と呼ばれることがあります。

ブルーベリーの皮に含まれるポリフェノール類の一種「アントシアニン」が、ヨーロッパでは「視力の果実」と呼ばれ、目の健康と視力回復に効果があることを、日本で初めて著書で紹介したからです。

イタリアでは、北欧産野生種のブルーベリーからとれるアントシアニン（VMA）は医薬品として販売されています。

強度の近視、暗所及び夜間での視力低下、網膜症、眼精疲労を伴う精神的、肉体的疲労、毛細血管の脆弱化《ぜいじゃくか》、胃・十二指腸潰瘍《かいよう》、皮膚潰瘍、皮膚筋炎、色素皮膚炎、静脈瘤性潰瘍、床ずれ、中毒疹などに効果があるとされています。フランスでは近視、夜盲症《やもう》、網膜症、血管障害、毛細血管脆弱に効果があるとされています。

血管強化、血流促進、抗酸化機能などのほか、最近では動脈硬化改善機能、高脂血症治療作用、降圧剤様作用、抗糖尿病作用なども加わりました。

このアントシアニンの研究や臨床を進める中で、ほかにもさまざまな効果があることがわかっています。

- 血管透過性（毛細血管からいろいろな栄養や酸素が抜け落ちることを防ぐ作用）
- コラーゲンの産生機能を改善する（コラーゲンを作る力を向上させる）
- PAF拮抗作用（血小板凝集作用を抑制する作用、血液がドロドロになるのを防いでくれる）
- 血管保護作用、血管拡張作用（動脈の平滑筋の緊張を取り除いて血圧を下げてくれる作用）
- 白内障防止作用（白内障の進行を防止する作業）

薬効は数えるときりがありません。

なお、北欧産野生種ブルーベリーのアントシアニンは、ヨーロッパでは医薬品として認められていますが、日本では法律の違いから健康食品です。

使用する場合は、医薬品レベルのアントシアニンかどうかを判別することが大切です。

クロセチン

クロセチンは、くちなしの実からとれる成分です。天然にあるカロテノイドカルボン酸です。

- 毛様体筋のすみずみの毛細血管に栄養素を届ける
- 血流を促進し活性酸素の弊害を取り除く
- 光害から目を守る
- 涙の分泌を促進する

などに効果を発揮します

ルテイン

人工光、とくにブルーライトの弊害を取り除くのがルテインです。

ブルーライトのダメージを受ける網膜の黄斑部には「ルテイン」という抗酸化物質が多量に存在しています。

黄斑部は網膜の中で最も光を受け入れるところですから、酸化しやすい場所です。その目の酸化をルテインが防止しているわけです。

ルテインが黄斑変性症という目の病気の発現率を低くするという研究論文では、1日6mgのルテイン摂取で、黄斑変性症の危険率を43%も低減できることがわかっています。

ルテインとゼアキサンチン（ともに網膜に存在する抗酸化物質）を複合摂取したら、白内障形成も低減しています。

しかし、ここで注意してほしいのは、近視の目の血流障害（近視眼底は血管がもろくなって消失し、血流が悪くなっていること）を放置したままルテインを摂取しても、思った通りの実感は得られないということです。

質のよい医薬品レベルのブルーベリーとの併用で力を発揮します。

高い抗酸化作用があるルテインは、欧米では医療現場でも使用されています。

最近では、質のよいゼアキサンチン1に対しルテイン2の配合比率のルテインが、ブルーライトを吸収してくれる効果があることがわかってきました。

スマホやタブレットを長時間使う子どもにとっては大切なサプリメントです（以上、紹介した3つの抗酸化物質は、サプリメントで摂取する場合、子どもは大人の半分量で十分です）。

3 目の運動をして、目と脳に酸素を送る

第2章で紹介した中川メソッドの基本トレーニングは、酸化しやすい目と脳に、血液を通して酸素を供給するのにも役立ちます。

スマホをうつむいて見る姿勢では、首から上の血流が悪くなって、目と脳の細胞に十分な血液（酸素と栄養）が届かなくなるのです。

中川メソッドで眼筋を総合的に動かして血流をよくすることは、酸化した目を還元すること。すなわち、デジタルデトックスです。

スマホ等と賢くつきあうための「目と脳を守る習慣」

ＡＩ（人工知能）やＩｏＴ（モノのインターネット）、ＶＲ（バーチャルリアリティ）といったテクノロジーの進化にともない、スマホ決済サービス、書籍・音楽・映像の電子化、ＳＮＳの普及など、社会・産業全体でデジタル化がどんどん進んでいます。

プログラミング教育は小学校で必修化。「タブレット学習」が主流になりました。

スマホやタブレットなどのデジタル機器は、日常生活はもちろん、勉強や仕事に今後ますます欠かせないものになっていくでしょう。

子どもたちは、これらと一生つきあっていくことになります。

今まで、大人も経験したことのない未体験ゾーンに突入します。

目と脳を守りながら、賢くデジタル機器とつきあうための新しい習慣が必要になってくるのではないでしょうか。

1 できるだけ目と脳から離して使う

従来のテレビやパソコンと違い、スマホやタブレットは、ついつい夢中になって目と脳に近づけて使います。

見ていると、スマホとの距離を5～10cmまで近づけている子どもも珍しくありません。

子どもの目から入った光情報は、電気信号に変換され、脳に配信されます。

人工光のブルーライトも電磁波も（電磁波は免疫力を低下させ、神経系の活動を阻害し、脳の誤作動を起こすという報告や論文が多々あります）、目と脳がスマホから離れれば離れるほど、その悪影響の度合いが減ります。

使うときは、目から30cm離すなど、できる限り離して使ってください。

2 ブルーライトカット・電磁波カットは必須

人類の長い歴史の中で、スマホやタブレットの画面などの人工光の光源を直接見るようになったのは、ごく最近のことです。

それまでは太陽光のもとで暮らし、紙などに反射した間接光で文字の読み書きをしていました。

デジタル機器の画面を〝長時間〟直視し続けていることに対する「光害」対策が必要です。

ブルーライトをカットするレンズを入れたメガネにしたり、電磁波をカットするグッズを使用して目と脳を光害から守ってください。

また、5G時代になると、電磁波の量が4Gの比ではなくなるといわれています。

子どものころから多量の電磁波を浴びることは、目や脳にとってプラスになることはありません。できるだけ５Ｇの使用は控えましょう。

3 画面の明るさを落とす

液晶画面（バックライト）の光が強ければ強いほど目の緊張を高めます。
明るすぎると、目を細めて見るくせにもつながり、乱視の原因にもなります。
バックライトの輝度を落としてスマホやタブレットを利用しましょう。

4 必要なときだけ使う習慣をつくる

今や、スマホやタブレット、パソコンは〝必需品以上友達未満〟になりました。
「タブレット学習」が普及し、勉強の場面では否応なしに使うことになります。
ただし、ずっとそれらを手放せないでダラダラ使用することが問題です。
YouTube《ユーチューブ》動画を見続けていると、テレビと違って次々とおすすめの番組を見ることになり、いつの間にか時間がたつのを忘れてしまいます。

スマホ等の使用は、必要なときだけ使う生活習慣をつくりましょう。

娯楽でも「見たい番組だけ見る」「ゲームは一回15分間にする（続けてやらないで目と脳の休憩時間をとる）」など、家庭でルールを決めておくといいでしょう。

5 大きな画面のものを使って視野を広くする

今までは、スモールサイジングで、小さな画面のものが求められました。

最近では、スマホですべてを済ませるようになり、製品の画面が少しずつ大きくなるようになっています。

できるだけ、大きな画面のものを使うようにしましょう。

見ているだけで視野が広がり、ゆったり視点移動できます。

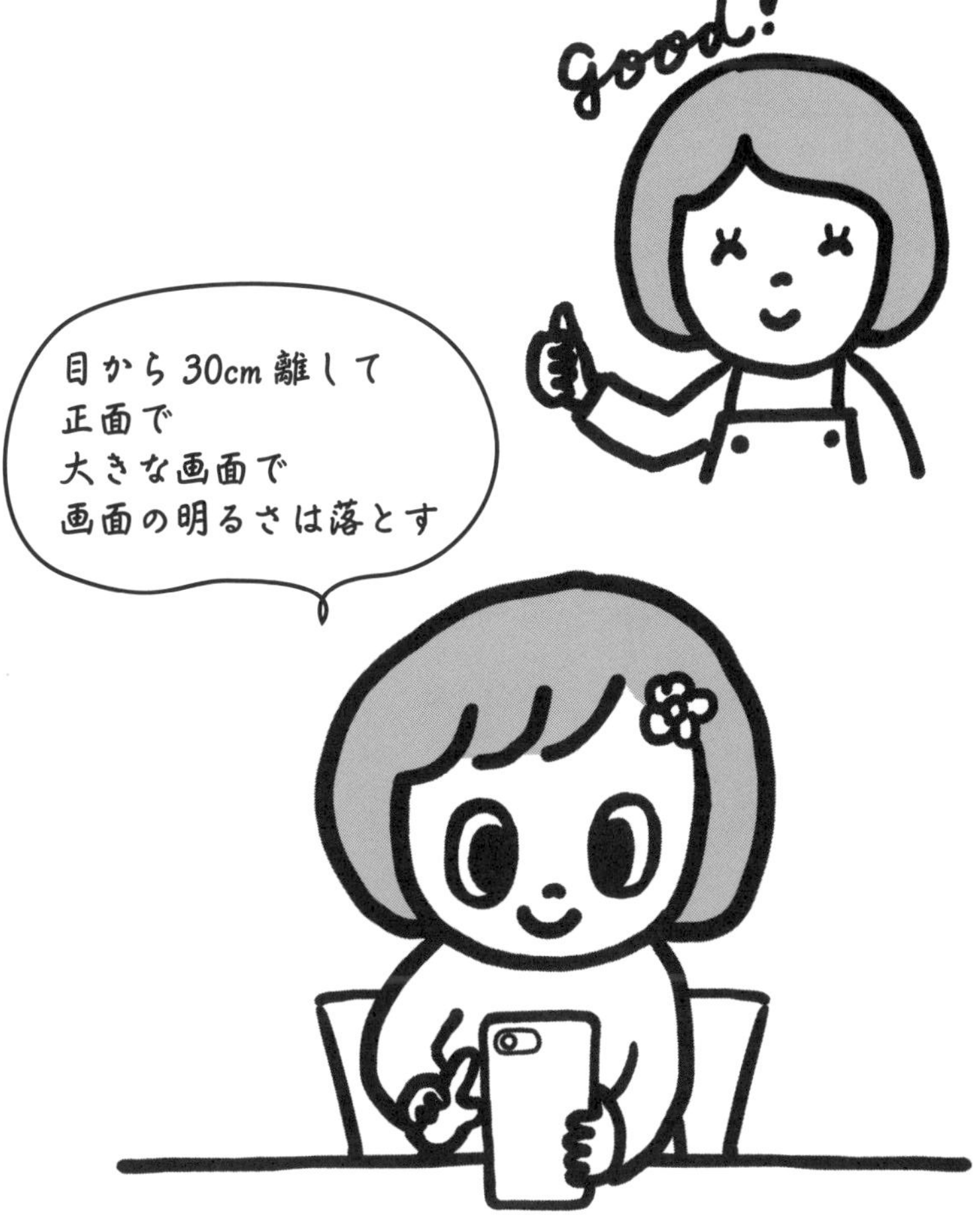
good!
目から30cm離して
正面で
大きな画面で
画面の明るさは落とす

スマホとの賢いつきあい方

6 スマホをななめ45度上・ななめ45度右上・ななめ45度左上に置く

子どもも大人も、ほとんどの人が首を前に倒して真下でスマホを見ています。首を前に倒して見ると、脳に行く血流量が4分の1に減るといわれています。そこで、首を上に上げ、脳に行く血流量が元に戻るようにします。また、ななめ45度右上・ななめ45度左上を使わせることで、首のこりを取り除きます。

7 便利なものに頼る習慣をやめる

便利なものやことを追求すると、それに頼る習慣ができ、依存性が高まります。子どもの自立心をダメにすることもしばしば。

便利は怖いという意識を持ち、自立した大人になるために、便利さを追求する姿勢を減らしましょう。

8 早寝早起きをする

繰り返しになりますが、スマホ・タブレット・パソコンの人工光は脳を過剰に刺激します。

目と脳の疲労はかなり極限に近くなっていると考えられます。

目と脳の疲れを取り除く一番よい習慣は、早寝（午後10時頃）・早起き（午前6時頃）です。

この時間帯に寝ると、成長ホルモンのほか、各種ホルモンがしっかり分泌され、寝ている間に目と脳の疲れが取り除かれます。

おわりに

「見る力」を育てれば、子どもはどんどん伸びる

目は脳・心・体を動かすスイッチです。

見ることからすべてが始まります。

朝、起きてから夜、寝るまで、私たちが外から得る情報の9割近くは視覚情報だといわれ、

「目で見る→目のスイッチON→脳と心のスイッチON→体のスイッチON」

となります。

ところが、この「見る力」（ビジョン）が低いと、脳・心・体のすべてのスイッチがＯＦＦになり、集中力・記憶力・想像力など脳の働きに影響を及ぼし、才能や実力が発揮できません。

それは、次の実験をすると、よくわかります。

二人ペアになって、向かい合って立ちます。

一人はこぶしを握り、力を入れて両腕をまっすぐ前に伸ばし、もう一人は、この腕を思いっきり上から下に下げるのです。

すると、腕を伸ばしている人が目を開けた状態でやると、腕に力が入っているのでなかなか下に下げられませんが、目隠しした状態だと、いとも簡単に下げられるのです。

不思議なことに、見えない状態だと脳は働かず、腕に力が入らないのです。

力という力がすべて発揮できなくなるのです。

気力（やる気）、集中力、記憶力、想像力、創造力、理解力、判断力、運動能力などの脳の力が一挙に低下します。

このように、視力をスタートとする目で「見る力」は、脳と心の「考える力」「感じる力」、体の「動く力」の司令塔なのです。

視力で受け入れ、目から入った光刺激で、脳・心・体は働き始めます。

目から入った光刺激を、目の網膜にあるロドプシンの分解と再合成により電気刺激に変換、脳全体に配信します。

①脳の中では、電気刺激が後頭葉《こうとうよう》の視覚野《しかくや》に行って「見る力」を生み出し、前頭葉に行き「考える力」を生み出し、記憶や情動の潜在意識領域に行って「感じる力」を生み出し、運動野に行って「動く力」を生み出します。

②その他、脳から視床下部・脳下垂体に電気刺激が行き、自律神経をバランスさせてホルモンの分泌を促します。生命を維持する体温調節・食欲・性欲など、自律神経系とホルモン系に大きな影響を与えます。

③また、松果体《しょうかたい》や視交叉上核へも行き、大自然の時間を体内時間に置き換える働きにもなります。大自然と人間の一体化を図ります。

本書で紹介した中川メソッドでは、視力をよくし、目の使い方（視覚機能）をよくすることで、①潜在能力を開発し、②健康を取り戻し、③体内リズムを調整します。目が潜在能力を開発し、生命活動を維持して成長を促進し、大自然と人間が一体化する大切な働きを担っているのです。

私は1981年に「子どもたちの可能性を広げたい」という思いから、「見る力」を鍛えて潜在能力を開発する「集中力塾」（現・中川塾「集中力講座」）を開設。4000人以上の子どもたちの夢を叶えるお手伝いをしてきました。


「プロ野球選手になった！」

「女優になり映画のオーディションに合格した！」

「パイロットになる夢が実現した！」

「成績ビリが学年で一番になった！」

「急速に成績が伸び、高校受験で難関校にラクラク合格した！」

「第一志望の慶応大学にラクラク合格！」

「100点を連続17回取った！」
「苦手科目で一番になりました！」
「わずか3週間の勉強で成績一番！」
「ケガのあとのマラソン大会で優勝した」

そうです！　本書の視力回復法で目と脳を鍛え、「見る力」を高めれば、お子さんの潜在能力が開発され、その能力をフルに発揮することができます。

本書を活用してお子さんの「見る力」を育てることは、将来の夢や目標を実現し、思い通りの人生を歩んでいくことにつながります。

中川和宏

付録1

親子で楽しみながら視力アップ！

「数字さがし」ゲーム

「数字さがし」のやり方はカンタン。バラバラに並んでいる数字の中から1、2、3……と順番に数字を素早く見つけるだけ（慣れてきたら、30、29、28……と逆の順番に素早く数字をさがしてください）。

サイズが大きな字と小さな字がある問題は、「平面遠近法」といって、遠くのものと小さなものを交互にピントを合わせるトレーニングになります（脳は、大きな字は近くにあり小さな字は遠くにあると錯覚するしくみを利用しています）。

素早く見ていくことで目の調節力と集中力、脳の中の距離感を測る力を一緒に強化します。

「数字さがし」のコツは、顔を動かしたり、数字を指さしたりしないで、目だけを動かすことです。また、左右の目に視力差があったり、遠視・乱視・弱視・斜視の場合は、巻末のアイバランスマスクをつけておこなうと、裸眼でもよく見えるのでやりやすいでしょう。

目の働きと脳の働きを同時に高めるこの方法、親子で楽しくゲーム感覚でチャレンジすると効果的。一日1回おこなって、そのたびごとによい成果を得られるのを実感してください！

近視

数字は1～30まであります。1、2、3……と数の小さい順に素早く見つけてください。慣れたら、逆に、30、29、28…と大きい順に素早く見つけましょう。

制限時間 1分

㊟顔は動かさずに目だけを動かすこと。

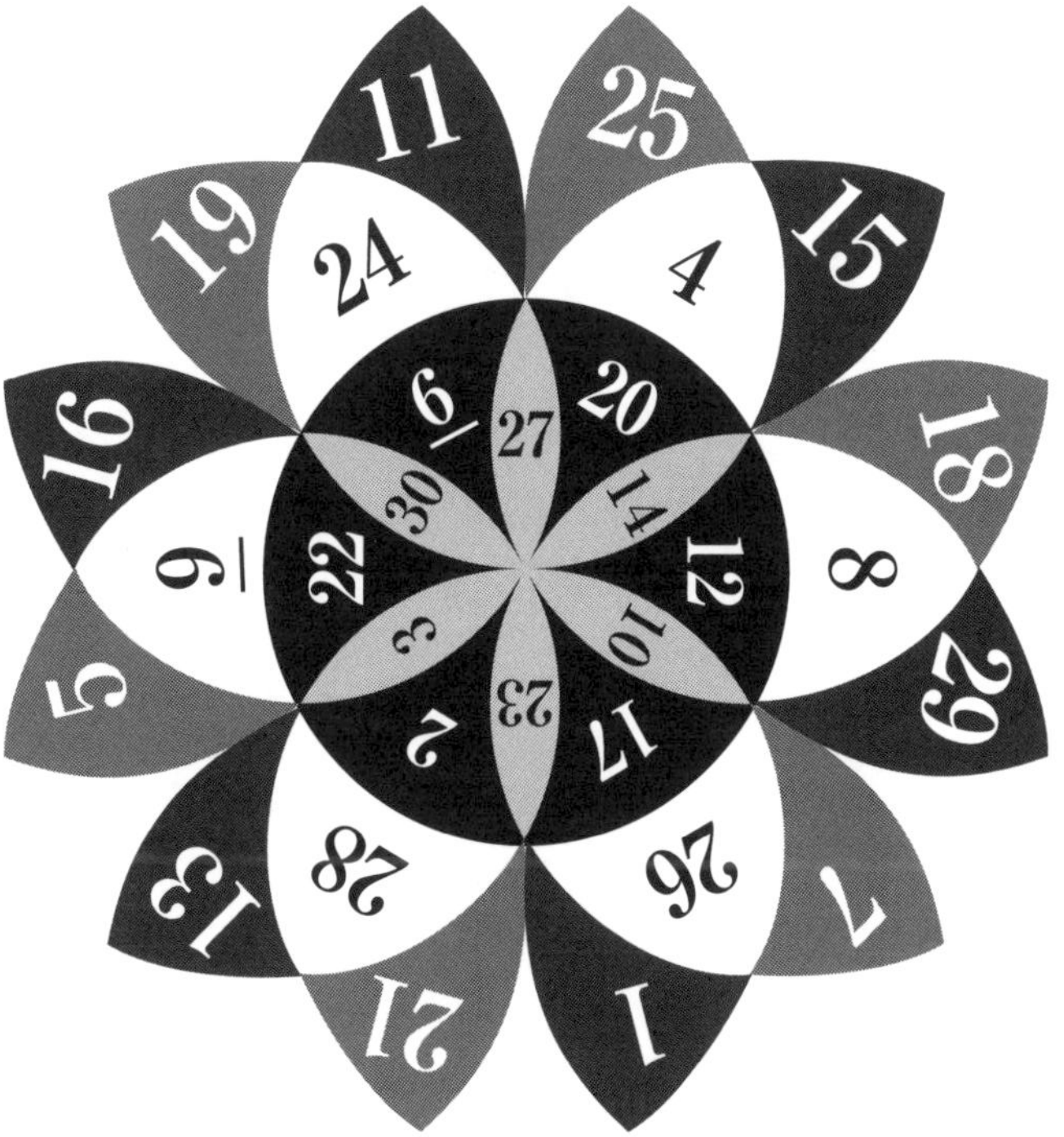

効果

遠近のピント調節力が向上、素早い視点移動、目の追跡能力を高める、集中力を身につける

近視

数字は左右のページに1～50まであります。数の小さい順に素早く見つけてください。慣れたら、逆に、50、49、48…と数の大きい順に素早く見つけましょう。

制限時間
3分

㊟顔は正面に向けたまま、上下左右斜め方向へ見ていくことで、視野が拡大していきます。

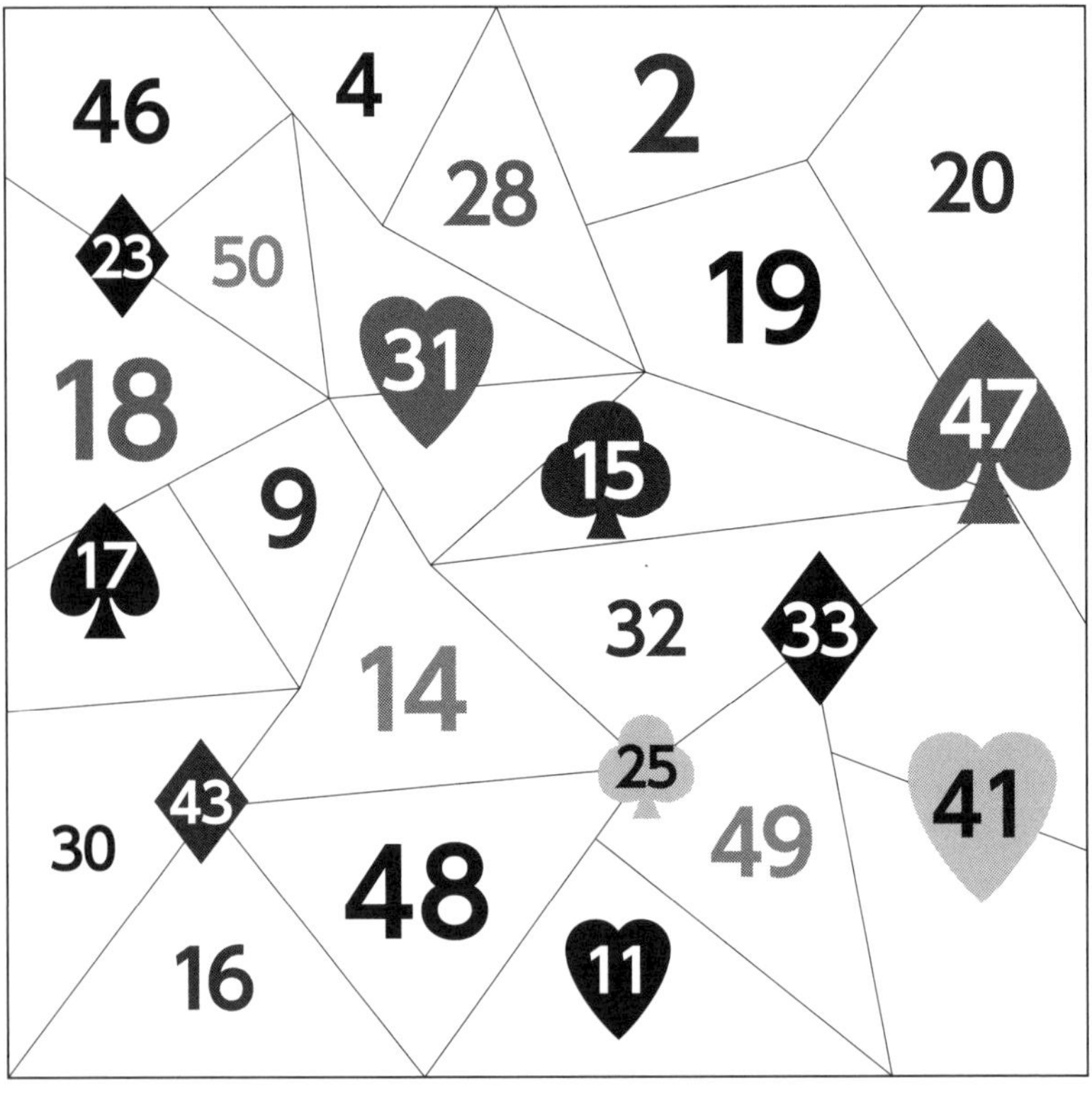

効果　遠近のピント調節力が向上、素早い視点移動、目の追跡能力を高める、視野を拡大する、形態認識力を身につける

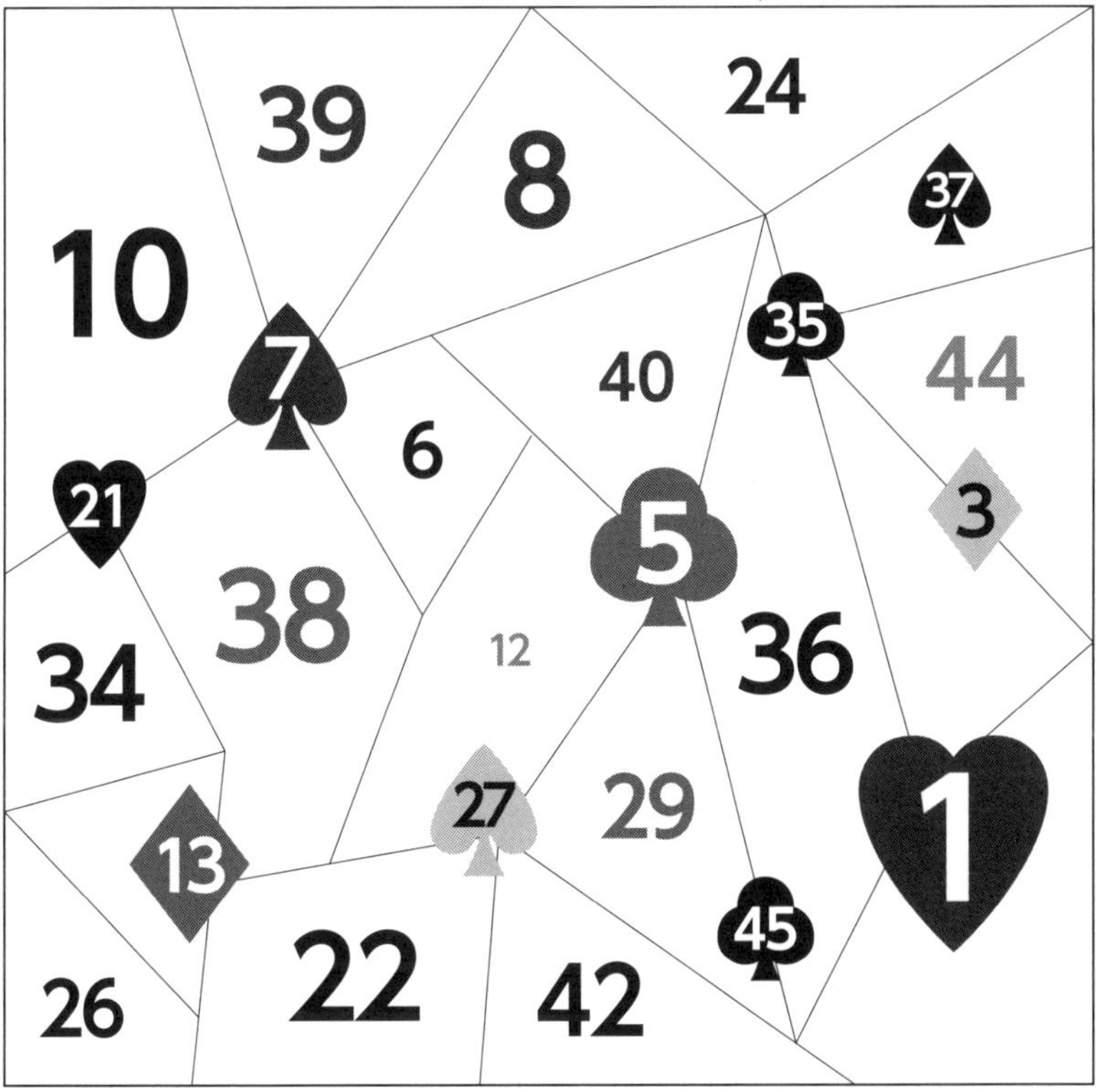

遠視
乱視
弱視
斜視

数字は1～30まであります。1、2、3…と数の小さい順に素早く見つけてください。

制限時間
1分30秒

㊟数字を指さしたりしないで目だけを使うこと。

0020	0019	0013	0002
0029	0024	0016	0012
0007	0021	0006	0001
0011	0010	0015	0023
0008	0028	0022	0003
0026	0014	0018	0025
0017	0004	0030	
0005	0009	0027	

効果

両眼視できるようになる、素早い視点移動、両目の追跡能力を高める、あせらないでものを見る力がつく、あきらめない力・集中力を身につける

遠視
乱視
弱視
斜視

数字は 1 ～ 30 まであります。数の小さい順に素早く見つけてください。

制限時間
2分

㊟ 数字を指さしたりしないで目だけを使うこと。はじめは 1 ～ 10、次に 11 ～ 20 と順々にやっていき、あせらないよう指示すると、落ち着いてできるようになります。

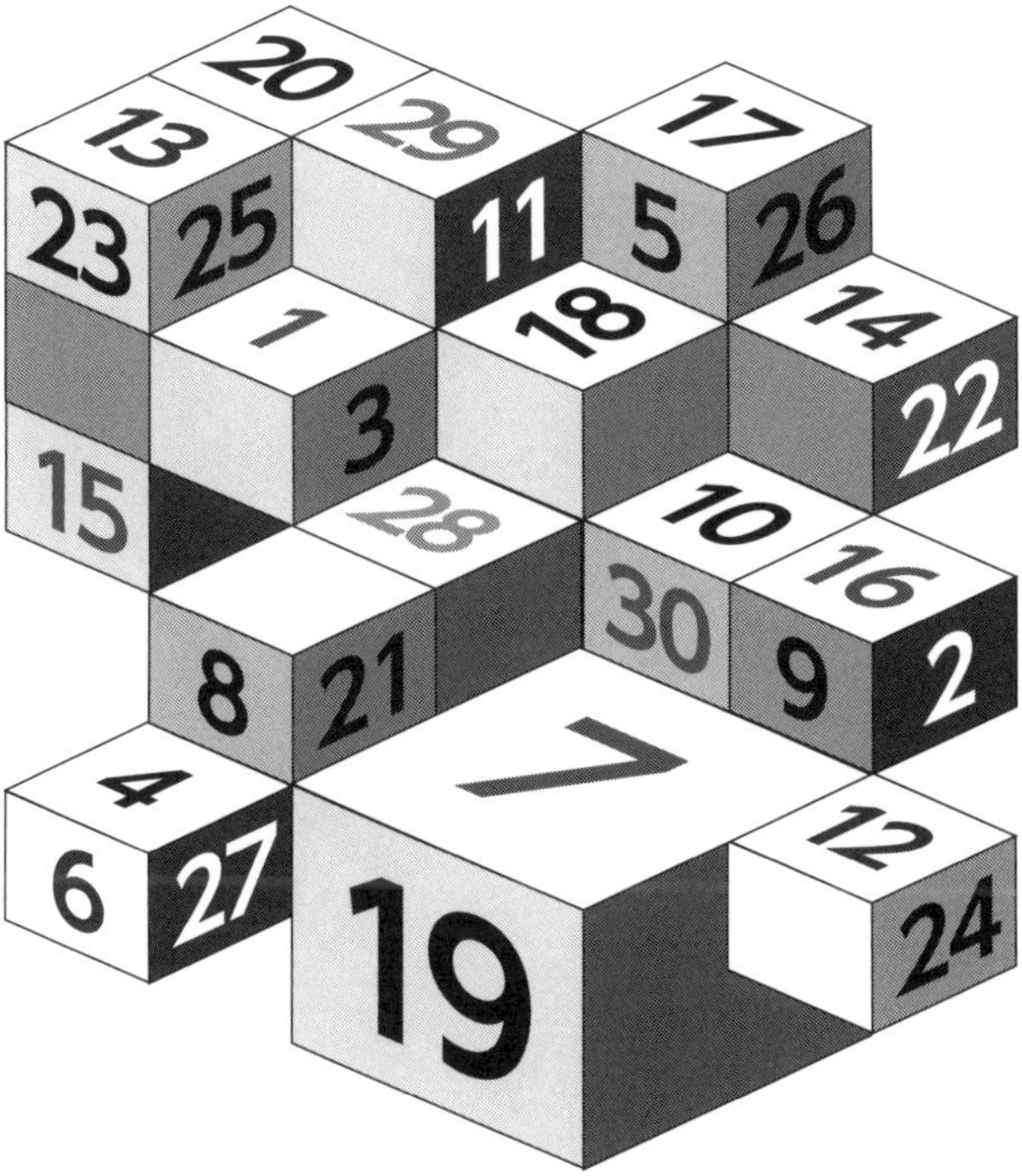

効果

視空間認知力を身につける、遠近のピント調節力が向上、両目で素早い視点移動、両目の追跡能力が高められる、集中力を身につける

遠視
乱視
弱視
斜視

数字は 1 ～ 50 までありります。数の小さい順に素早く見つけてください。

制限時間
4分30秒

㊟数字を指さしたりしないで目だけを使うこと。はじめは 1 ～ 10、次に 11 ～ 20 と順々にやっていき、あせらないよう指示すると、落ち着いてできるようになります。

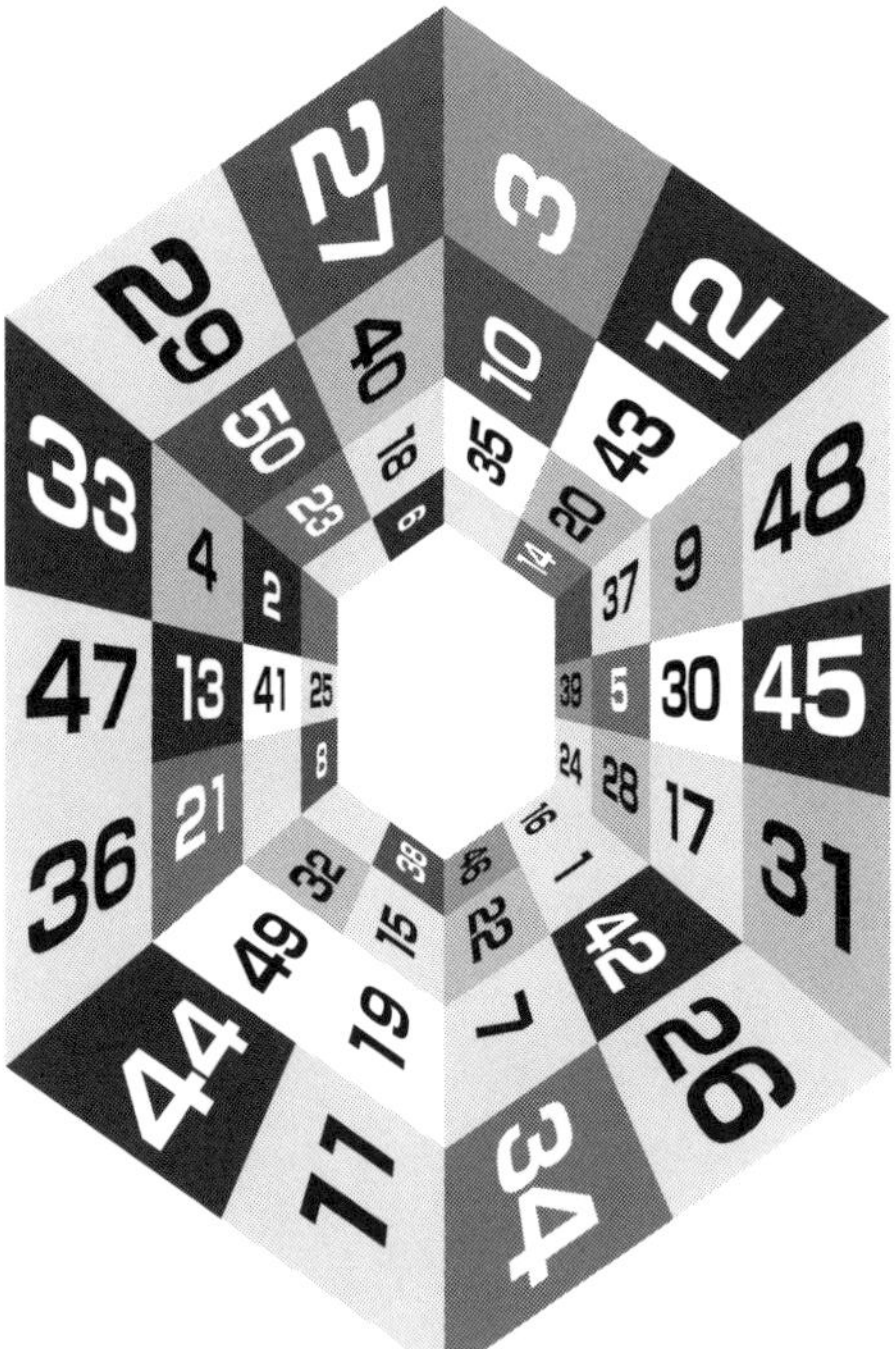

効果

視空間認知力を身につける、遠近のピント調節力が向上、立体感を感じる、集中力・想像力を身につける

遠視
乱視
弱視
斜視

数字は1～50まであります。数の小さい順に素早く見つけてください。

制限時間
4分30秒

㊟数字を指さしたりしないで目だけを使うこと。はじめは1～10、次に11～20と順々にやっていき、あせらないよう指示すると、落ち着いてできるようになります。

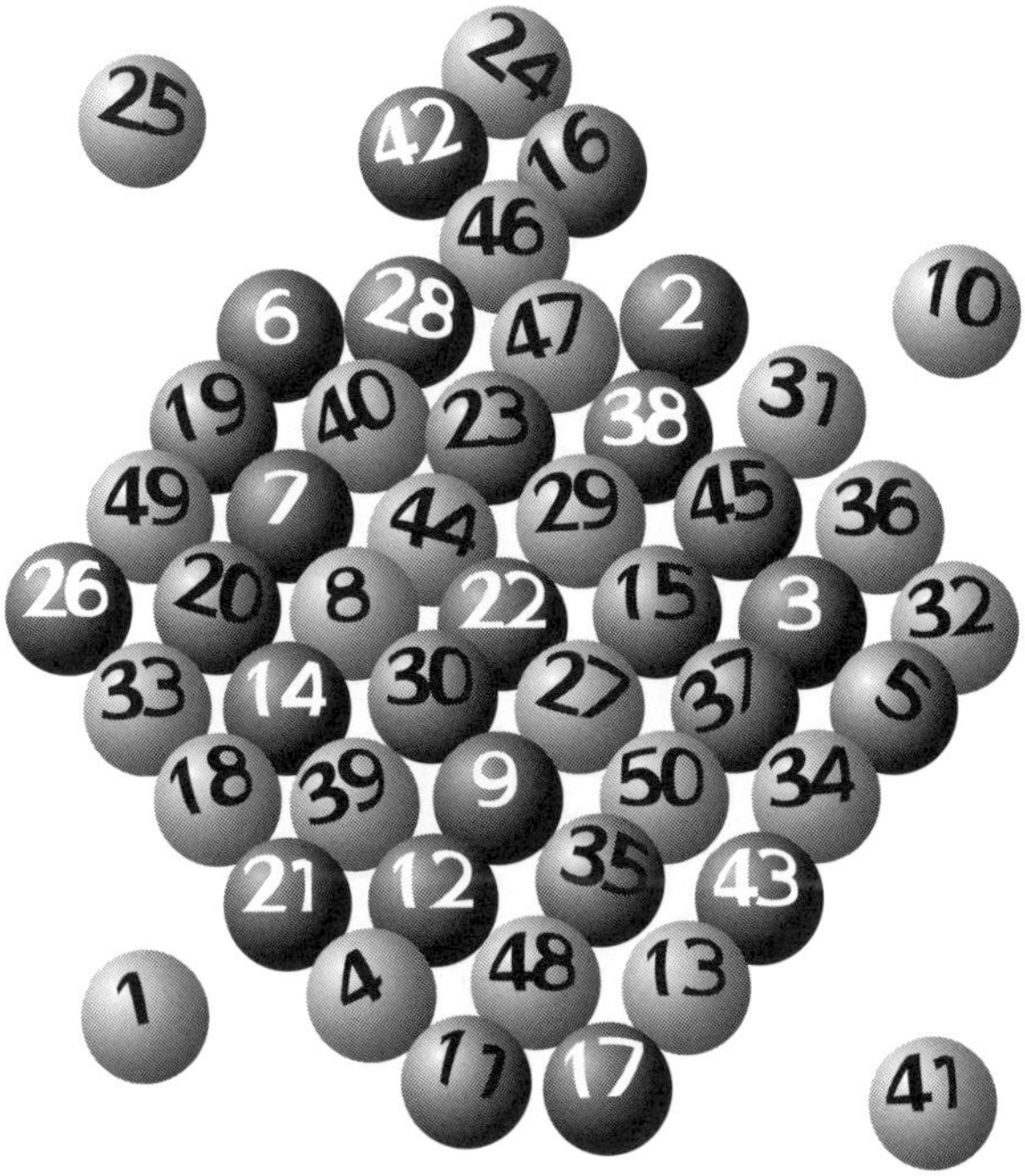

効果

立体感を身につける、ゆったりしてものを見ることができるようになる、集中力・想像力を身につける

付録2

「ピンホール効果」で両目のバランスを整える！

アイバランスマスク

小さな穴（ピンホール）からものを見ると、ピントを調節する毛様体筋を使わなくても穴を通じて細い光が直進し、網膜で像を結ぶ（＝見える）ことができます。このピンホールの原理を活用して「裸眼ではっきり見える！」を脳に記憶させ、脳の見る力を育てることができます。

「アイバランスマスク」の大きな特徴は、「横一列」に穴が開いていること（「ビジョンスポット」特許出願中）。両目でバランスよく見ることになるため、「不同視（左右の視力の違い）」を調整し、両眼視機能の回復と乱視の改善にも役立ちます。

㊟メガネやコンタクトレンズは外し、家の中で使用してください。また、目に負担をかけますので、暗い場所では使わないでください。

※点線に沿って切り離し、横一列に並んだ直径1ミリほどの穴をコンパスや千枚通しなどを使って開けてください。
黒いほうを内側にして穴の位置に目を合わせ、左右の通し穴に輪ゴムやゴムひもを通すと、耳にかけて装着できます。

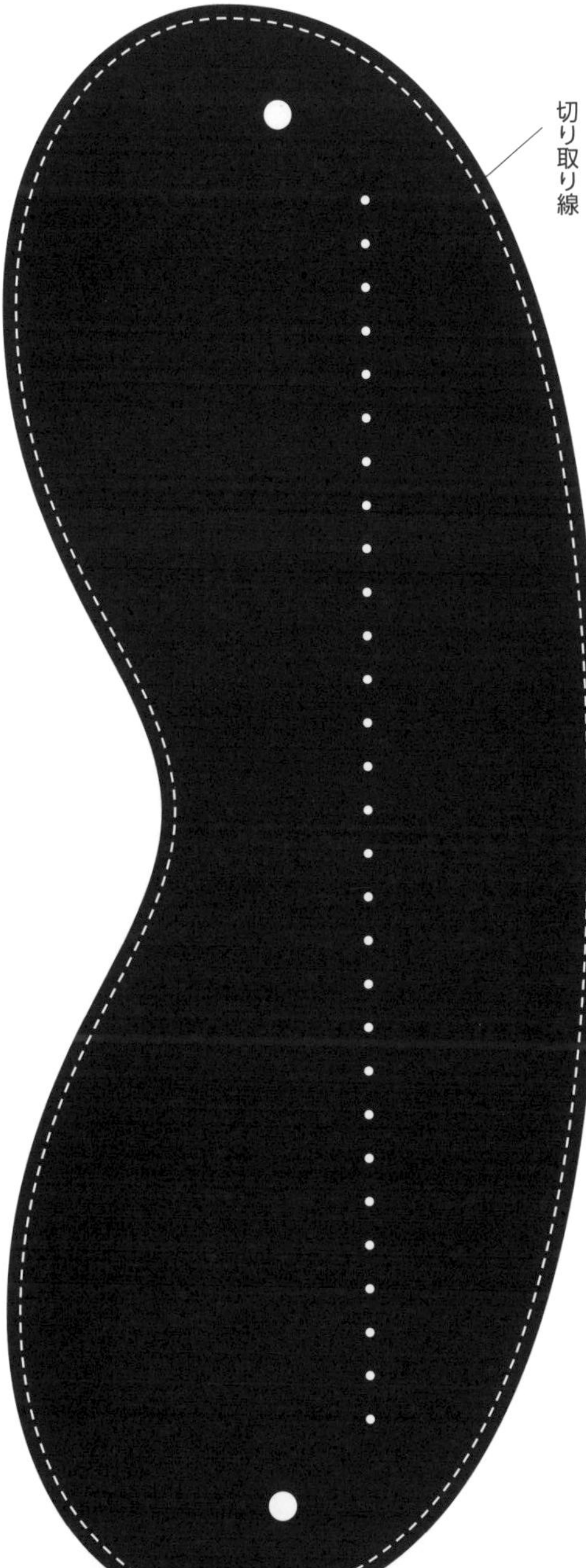

アイバランスマスク

視力アップ表(3m用)

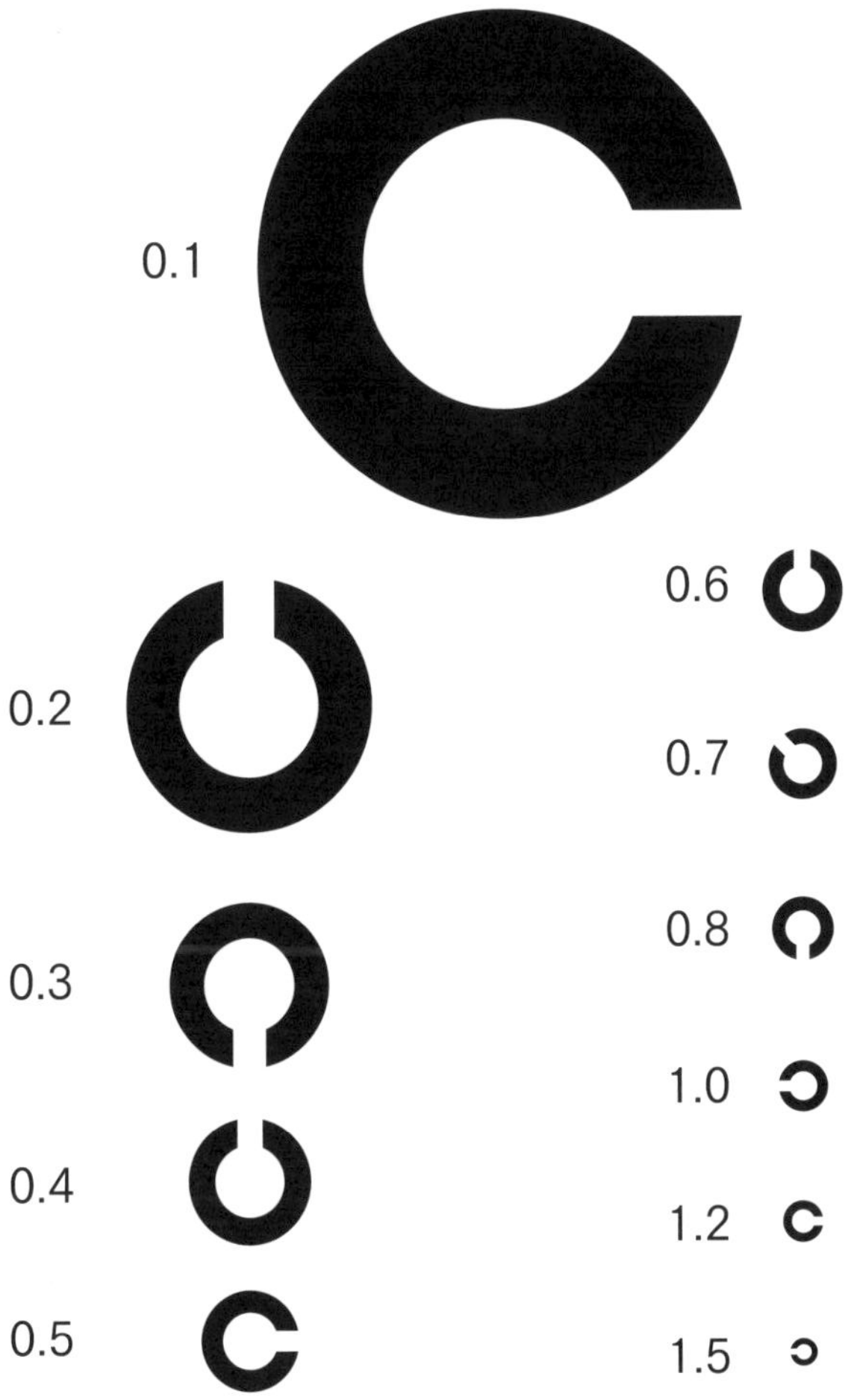

切り取り線

著者紹介

中川和宏　1953年広島県生まれ。早稲田大学政経学部卒。1981年にビジョンサロン開設以来、約40年間3万人以上のカウンセリング実績を持つ視力回復トレーニングの第一人者。中川メソッドは、器具・機械・薬・近視手術などに頼らないで視力を回復する自然派視力回復法。ヨガと潜在能力開発をベースに、アメリカのオプトメトリスト（視力眼科・検眼医）がおこなっているビジョン・セラピーを取り入れ、東洋と西洋の融合を図る。従来の視力回復法と違い、眼だけでなく脳の働きに注目。脳を活性化して視力を劇的に回復する画期的な方法は、その即効性とともに、マスコミで大きな話題を呼んでいる。

〈トレーニングに関する問い合わせ先〉
ビジョンサロン:0120-3636-21
https://www.vision-fc.co.jp/
カズシン:0120-910-025
https://www.kazushin.com/

1分間《ぷんかん》ビジョン・トレーニング
子《こ》どもの目《め》はすぐよくなる

2019年11月1日　第1刷

著　　者　中《なか》川《がわ》和《かず》宏《ひろ》

発 行 者　小澤源太郎

責任編集　株式会社 プライム涌光
電話　編集部　03(3203)2850

発 行 所　株式会社 青春出版社
東京都新宿区若松町12番1号 〒162-0056
振替番号　00190-7-98602
電話　営業部　03(3207)1916

印　刷　中央精版印刷　　製　本　大口製本

万一、落丁、乱丁がありました節は、お取りかえします。
ISBN978-4-413-23138-1 C0047